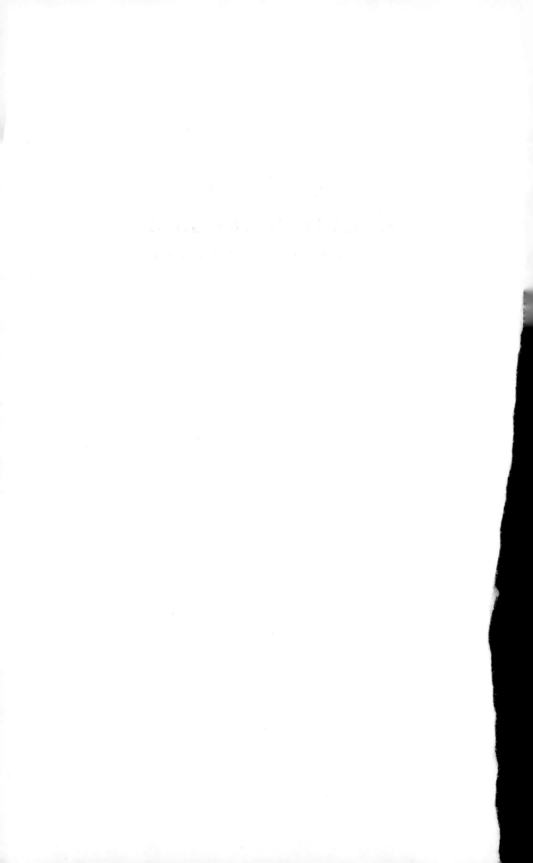

Se relever
d'un traumatisme

Réapprendre à vivre et à faire confiance

Catalogage avant publication de Bibliothèque et Archives Canada

Brillon, Pascale

Se relever d'un traumatisme : réapprendre à vivre et à faire confiance

2e édition

(Collection Psychologie)

ISBN 2-7640-1091-5

1. Névroses post-traumatiques. 2. Choc traumatique – Aspect psychologique. 3. Détresse – Traitement. I. Titre. II. Collection: Collection Psychologie (Éditions Quebecor).

RC552.P67B74 2006   616.85'21   C2005-942426-5

LES ÉDITIONS QUEBECOR
Une division de Éditions Quebecor Média inc.
7, chemin Bates
Outremont (Québec)
H2V 4V7
Tél.: (514) 270-1746
www.quebecoreditions.com

© 2006, Les Éditions Quebecor, pour la présente édition
Bibliothèque et Archives Canada

Éditeur : Jacques Simard
Conception de la couverture : Bernard Langlois
Illustration de la couverture : Matthias Kulka/Corbis

Nous reconnaissons l'aide financière du gouvernement du Canada par l'entremise du Programme d'aide au développement de l'Industrie de l'édition (PADIÉ) pour nos activités d'édition.

Gouvernement du Québec – Programme de crédit d'impôt pour l'édition de livres – Gestion SODEC.

Imprimé au Canada

Pascale Brillon, Ph. D.

Se relever
d'un traumatisme

Réapprendre à vivre et à faire confiance

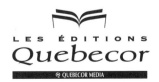

LES ÉDITIONS
Quebecor
QUEBECOR MEDIA

À Laurence
À Jean-François

Quelques mots sur l'auteure

Pascale Brillon, Ph. D., est psychologue et chercheure à la Clinique des Troubles Anxieux de l'Hôpital du Sacré-Cœur à Montréal. Elle est aussi codirectrice du Laboratoire d'Étude du Trauma du département de psychologie de l'Université du Québec à Montréal et professeure associée à ce département. Elle se spécialise dans l'évaluation, le traitement et l'étude des symptômes post-traumatiques. En tant que psychologue, elle travaille auprès de victimes de viol, d'actes de violence, d'accidents de la route et de travail, alors que, parallèlement, elle conduit des travaux de recherche sur le domaine du stress post-traumatique. Elle est l'auteure de plusieurs articles scientifiques sur l'expérience post-traumatique et donne régulièrement des journées de formation et des conférences sur le sujet.

Pascale Brillon est aussi l'auteure du livre *Comment aider les victimes souffrant de stress post-traumatique*, un ouvrage spécialement conçu à l'intention des thérapeutes et publié chez le même éditeur.

INTRODUCTION

Pourquoi lire ce livre?

« Ce qui ne nous tue pas nous renforce. »

NIETZCHE

« Je ne sais pas ce qui m'arrive. Je ne me reconnais plus. J'ai peur de sortir de chez moi, j'évite plusieurs endroits. C'est ridicule, je me sens très vulnérable. Ça dure depuis cette agression [...], mais je ne peux croire que c'est ça qui m'empêche de vivre [...]. À quelque part, je croyais que cela n'arrivait qu'aux autres. Et maintenant, je suis incapable de me concentrer, je me sens irritable, agressive, j'ai les nerfs à fleur de peau! Je ne me comprends plus. Je dois être en train de devenir folle, des images de l'agression me reviennent sans avertir. J'ai été obligée d'arrêter de travailler. J'ai de la difficulté à dormir et je me sens constamment sur mes gardes. Franchement, ça ne va pas du tout. »

Après avoir vécu un événement traumatique, souvent on ne comprend pas ce qui nous arrive. Nos réactions nous semblent incompréhensibles et chaotiques. Certaines peuvent nous paraître complètement farfelues, anormales, voire pathologiques. On peut craindre même qu'elles soient permanentes. En tout cas, on ne se reconnaît plus. Or, il se pourrait que nos réactions soient normales et connues... et que nous souffrions de symptômes post-traumatiques.

Comme leur nom l'indique, les symptômes post-traumatiques apparaissent à la suite d'un événement traumatisant. Ils peuvent entraîner beaucoup de détresse, empêcher notre fonctionnement quotidien et provoquer l'isolement. Comment comprendre l'apparition de ces symptômes? À quoi servent-ils? Que faire pour nous adapter à ce qui nous arrive? Comment diminuer notre détresse?

Ce livre se veut un guide d'accompagnement pour tous ceux* qui ont subi un événement traumatisant et souffrent de symptômes post-traumatiques. Si vous avez vécu (dernièrement ou il y a longtemps) une situation que vous avez trouvée traumatisante, ce livre s'adresse d'abord à vous. Vous, qui avez survécu à un événement incontrôlable, imprévisible, profondément imprégné par la méchanceté humaine ou par l'injustice de la vie. Vous êtes un survivant parce que, si vous avez ce livre entre les mains, c'est que votre instinct de vie est plus fort que la mort – qui vous a peut-être frôlé – et plus puissant que le désespoir.

J'espère que ce livre saura vous aider à mieux vous comprendre, à mieux comprendre les symptômes qui vous submergent, et à mieux identifier les pensées et les émotions qui y sont associées. J'espère aussi qu'il augmentera votre indulgence face à vous-même, face aux réactions que vous avez eues (ou que vous regrettez ne pas avoir eues) lors de l'événement traumatique et face à vos symptômes actuels. Vous aurez besoin de tout votre amour envers vous-même et envers le monde pour transcender cette épreuve mais, alors, vous en sortirez grandi.

Subir un événement traumatique est une expérience extrêmement douloureuse. Elle peut changer pour toujours notre vision de la vie et des autres. Elle peut nous empêcher de fonctionner pendant de longues périodes et affecter négativement nos relations. Cependant, elle peut aussi se révéler

---

*   Dans ce livre, le masculin désigne aussi le féminin et n'est utilisé que dans le but d'alléger le texte.

pour nous une occasion de mieux nous connaître et de remettre en question nos valeurs de façon positive. Elle peut mener à l'apprentissage de nouveaux outils permettant une amélioration de sa qualité de vie.

Je souhaite que ce livre puisse vous guider dans votre démarche thérapeutique et vous accompagner dans votre récupération post-traumatique. Je souhaite aussi que vous y trouverez des éléments qui vous permettront de réapprendre à vivre et à refaire confiance en la vie et aux autres. La vie peut être si belle...

Ce livre est-il pour vous?

Ce livre pourra être profitable à toute personne ayant vécu une agression physique (attaque, vol à main armée), une agression sexuelle, un désastre naturel (inondation, ouragan, tremblement de terre), un accident (de voiture, d'avion, d'autobus), un accident de travail, une expérience de guerre (militaire, coopération internationale, emprisonnement pour des raisons politiques), etc. En fait, il s'adresse à vous si vous avez vécu un événement négatif, soudain, imprévisible, incontrôlable, qui a menacé votre intégrité physique (ou celle d'autrui) et a provoqué chez vous une très grande peur, beaucoup d'impuissance ou de l'horreur.

Prévenons tout de suite que ce livre ne peut s'appliquer totalement aux personnes qui ont vécu une expérience d'inceste. Ce type de trauma répétitif, chronique, vécu dans un jeune âge et qui est souvent causé par un proche sensé nous aimer, est particulièrement traumatisant. Ses séquelles, qui peuvent être nombreuses et très incapacitantes, débordent de la simple symptomatologie post-traumatique. Je conseille donc aux victimes d'inceste de consulter parallèlement des ouvrages traitant exclusivement de ce type de traumatisme.

Ce livre se veut un accompagnement dans votre cheminement post-traumatique. Vous pourrez l'utiliser parallèlement à une démarche thérapeutique ou pour amorcer un processus. Je ne vous recommande pas de travailler seul à tenter de diminuer les symptômes post-traumatiques (voir la section « Ce livre est-il suffisant ? », à la page 16). Des professionnels compétents, empathiques, disponibles peuvent vous accompagner dans ce processus. Pourquoi vous en passer ?

Enfin, ce livre s'adresse aussi à vous si vous êtes le conjoint, un membre de la famille ou l'ami d'une personne qui a vécu un événement traumatique. Il vous permettra de mieux comprendre ce que vit votre proche et, je l'espère, de mieux l'aider. Lire cet ouvrage constitue déjà une preuve de votre empathie concernant ses difficultés et un indice de votre volonté de l'accompagner dans le processus post-traumatique. Cette personne traumatisée a besoin de tout votre amour, de votre compréhension et de vos attentions en ces moments difficiles. J'espère que ce livre vous aidera à mieux la soutenir dans son cheminement.

Comment utiliser ce livre ?

Ce livre se divise en plusieurs parties. Le premier chapitre vous permettra de mieux connaître les événements traumatiques ; il vous fournira également quelques données sur ce phénomène au point de vue social.

Le deuxième chapitre vous aidera à évaluer vos symptômes à l'aide des questionnaires et à comprendre les diverses réactions habituelles qui font suite à un événement traumatique.

Le troisième chapitre portera sur la fonction de vos symptômes. En effet, ils ne sont pas là pour rien : ils parlent de vous et de ce que vous avez vécu... Nous tenterons de comprendre pourquoi vous vivez certains symptômes et à quoi ils servent actuellement.

Le quatrième chapitre est consacré aux facteurs qui peuvent aggraver ou maintenir votre détresse actuelle. Vivez-vous d'autres stress en plus de ces symptômes ? L'événement traumatique comportait-il des particularités qui vous ont marqué davantage? Certains événements passés ont-ils pu vous rendre plus fragile?

Le cinquième chapitre se concentre sur les réactions que vous avez eues lors de l'événement. Nous savons en effet que les personnes qui ont vécu un trauma se blâment souvent des gestes qu'elles ont faits ou s'en veulent de ne pas en avoir fait d'autres. Ce blâme contribue souvent à augmenter leur détresse et à maintenir leurs symptômes. Nous verrons comment favoriser chez vous une plus grande acceptation de la façon dont vous avez réagi lors de l'événement.

Le trauma ne fait pas que vous affecter de façon spécifique, il a aussi des répercussions sur votre entourage. Le sixième chapitre tente donc de décrire et d'expliquer pourquoi les autres réagissent ainsi envers vous. Il propose également des pistes de réflexion visant à améliorer vos relations interpersonnelles et vos contacts avec votre entourage.

Les chapitres 7 à 10, quant à eux, proposent des pistes thérapeutiques qui peuvent vous aider à diminuer l'intensité de vos symptômes post-traumatiques. Ils pourront compléter favorablement une démarche thérapeutique déjà en cours ou amorcer un changement positif. Ils proposent certains exercices qui pourraient vous permettre d'améliorer votre quotidien et de vous réapproprier votre confiance en vous et en les autres.

Le chapitre 11 porte sur la dernière phase de la digestion post-traumatique, soit le bilan de votre démarche et de votre expérience. Il propose aussi des réflexions qui pourraient vous aider à donner un sens au traumatisme et à mettre en évidence des moyens de profiter de cette expérience pour grandir et pour préciser vos priorités de vie.

En fin d'ouvrage, le chapitre 12 est consacré à ceux qui vous entourent, à tous ceux qui vous aiment mais qui ne comprennent pas ce que vous vivez, à tous ceux qui ne savent pas quoi faire pour vous aider. Ils y trouveront des pistes pour mieux vous comprendre et mieux vous accompagner dans votre cheminement.

L'information présentée dans les diverses sections de cet ouvrage a été disposée selon un ordre séquentiel logique. Par conséquent, pour profiter pleinement d'un chapitre, il est important de connaître l'information contenue dans le chapitre précédent. Je vous recommande donc de parcourir ce livre en ligne continue quitte à accélérer la lecture des passages qui vous sont familiers.

Ce livre est-il suffisant?

Les informations et les modalités de traitement dont s'inspire cet ouvrage découlent de plusieurs résultats de recherches. Nous savons maintenant que ces stratégies peuvent être efficaces pour diminuer les symptômes post-traumatiques. Par contre, se remémorer l'événement traumatique, envisager les conséquences de celui-ci, travailler les éléments qui maintiennent les symptômes peuvent être des entreprises difficiles, surtout lorsqu'on effectue seul la démarche. En ce sens, et comme je l'ai mentionné précédemment, cet ouvrage se veut surtout un accompagnement pour la personne déjà impliquée dans une démarche thérapeutique.

Si vous lisez ce livre et ne recevez pas le soutien d'un thérapeute, je vous recommande d'être à l'écoute de ce que l'information ou les exercices contenus dans cet ouvrage peuvent vous faire vivre (ou revivre). Si vous en ressentez le besoin, respectez-vous et n'hésitez pas à aller chercher du soutien. Vouloir être accompagné dans ce cheminement est parfaitement légitime. Votre démarche n'en sera que plus harmonieuse et facilitée; et puis, le contact avec un professionnel et avec d'autres victimes est souvent extrêmement enrichissant. **Vous n'êtes pas seul et vous n'êtes pas obligé de vivre l'après-traumatisme dans la solitude.** Des psychologues compétents et empathiques ne demandent qu'à vous soutenir et à vous aider à traverser le mieux possible cette période de votre vie.

«*En quoi une thérapie peut-elle m'aider ?*»

Plutôt que de trouver la sérénité à la suite d'un événement traumatique, les victimes se retrouvent souvent à osciller entre des moments où elles sont submergées par des souvenirs de l'événement et des moments où elles évitent d'y penser parce que c'est trop douloureux. Cette oscillation émotionnelle est épuisante et elles adoptent souvent des comportements d'évitement pour se protéger. À court terme, cet évitement peut vous donner l'impression que cela soulage votre anxiété et que c'est aidant. Cependant, à moyen et à long termes, le fait d'éviter tout ce qui est lié au trauma vous empêche d'intégrer sainement le traumatisme et maintient votre détresse.

L'objectif d'une démarche thérapeutique pour les symptômes post-traumatiques consiste à favoriser l'intégration émotionnelle, la «digestion» du traumatisme. Elle vise à diminuer les reviviscences de l'événement, à favoriser une reprise des activités normales quotidiennes, à vous aider à vous apaiser et à vous détendre. Le souvenir de l'événement ne sera jamais joyeux, mais cette expérience deviendra une expérience passée qui n'affectera plus votre quotidien et n'entraînera plus de détresse grave. Plusieurs études ont démontré que la thérapie cognitivo-comportementale peut réellement aider les personnes souffrant de symptômes post-traumatiques.

Votre thérapeute possède une expertise qui peut grandement vous aider en conjonction avec ce livre.

Une thérapie vous offre ce qu'aucun ouvrage ne peut vous donner, c'est-à-dire une présence, un partage avec quelqu'un qui vous consacre son temps, son expertise, son énergie afin que vous alliez mieux. Sentir cette compréhension, cet investissement et cette acceptation inconditionnelle est souvent une expérience extrêmement réparatrice qui peut nous changer profondément. Un thérapeute vous offre donc une expérience personnalisée, spécifique à vos besoins et à vos caractéristiques, ce qu'aucun livre ne peut vous offrir seul. Votre convalescence s'en trouvera facilitée et accélérée.

« Combien de temps durera ma thérapie ? »

Le traitement des symptômes post-traumatiques dépend du nombre d'événements traumatiques et de la gravité des difficultés que vous avez vécues dans votre vie. Il dépend aussi de la sévérité de vos symptômes et des stress actuels supplémentaires que vous vivez. Il peut être difficile de spécifier un nombre de rencontres précis pour tous. Pour des personnes ayant vécu un seul événement traumatique, qui souffent de symptômes post-traumatiques non complexes, qui vivent peu de stress supplémentaire, une vingtaine de séances peuvent suffire. Par contre, il arrive très souvent qu'il soit nécessaire de compter beaucoup plus de rencontres. Les séances sont prévues une fois par semaine et durent habituellement 50 minutes, mais quelques-unes peuvent durer deux heures. Les dernières rencontres peuvent être espacées d'une semaine, ou même de quelques-unes, pour favoriser le maintien des acquis et préparer la personne à la fin de sa démarche.

« Qui puis-je consulter ? »

Vous pouvez appeler l'Ordre des psychologues du Québec ([514] 738-1881 ou 1 800 363-2644) pour des références de psychologues spécialisés en stress post-traumatique et œuvrant dans votre région ou consulter le site de l'Ordre à l'adresse électronique www.ordrepsy.qc.ca. Vous pouvez aussi communiquer avec la clinique des troubles anxieux de l'hôpital le plus près de chez vous. Le Répertoire des services communautaires du Grand Montréal ([514] 527-1375) ou le Centre de référence du Grand Montréal ([514] 527-9712) constituent également d'excellentes sources de référence pour bien choisir une ressource spécialisée dans le domaine.

Certaines lignes d'écoute peuvent aussi vous aider dans ce processus ou vous accompagner dans des moments difficiles: Tel-Aide ([514] 935-1101), S.O.S. Violence conju-gale (1 800 363-9010), Ligne Agressions sexuelles ([514] 934-4504), Suicide Action ([514] 723-4000) ou Parents ano-nymes ([514] 288-5555).

Enfin, des associations et des groupes d'entraide exis-tent pour certains types spécifiques de traumatismes. Vous y trouverez soutien, compréhension et outils pour vous aider.

– *Victimes de traumatisme sexuel:* Centre d'aide et de lutte contre les agressions à caractère sexuel (CALACS) des Laurentides ([450] 565-6231), Centre d'aide et de pré-vention d'assauts sexuels de Châteauguay ([450] 699-8258), Centre de prévention et d'intervention pour vic-times d'agression sexuelle ([450] 669-9053), Centre pour victimes d'agression sexuelle de Montréal ([514] 934-0354 ou [514] 934-4504), Mouvement contre le viol et l'inceste ([514] 278-9383).

– *Victimes de traumatisme militaire:* Anciens Combattants Canada ([514] 496-6412), Bureau du Travailleur social militaire ([450] 358-7099, poste 6242), Fonds du Sou-venir (1 800 866-5229).

« *Une médication pourrait-elle m'aider?* »

La médication seule n'est habituellement pas suffisante pour diminuer les réactions post-traumatiques. Cependant, elle peut être aidante pour certaines personnes quand elle est *combinée* à une démarche thérapeutique. Elle peut vraiment vous aider à mieux dormir ou à vous sentir moins irritable. Elle peut aussi être extrêmement aidante si vous souffrez de symptômes dépressifs en même temps que de symptômes post-traumatiques. Elle peut faciliter votre rétablissement et favoriser l'utilisation des outils qui vous sont donnés en thé-rapie. Votre médecin est le professionnel le mieux placé pour vous aider à évaluer si une médication serait adaptée à vos besoins. N'hésitez pas à lui demander son avis à ce sujet.

CHAPITRE 1

Le choc de l'événement traumatique

« On mène une petite vie tranquille. On tente d'être un bon parent pour ses enfants, d'être un employé consciencieux, un ami disponible, un époux affectueux. La vie est simple, la routine est installée, on file son petit train-train quotidien. Ah ! on sait qu'il y en a des tragédies, des drames, des horreurs : les nouvelles du soir en regorgent, les journaux en publient les photos en couleurs ! Mais, en même temps, on se sent tout de même en sécurité [...]. On ne peut pas vivre en état d'alerte constamment. Inconsciemment, on se dit que cela ne pourrait pas nous arriver ou arriver à nos proches [...]. "Mes enfants ne boivent pas avant de prendre la route", "Ma femme ne sort pas seule en pleine nuit", "Je ne ferais jamais ce sport extrême". On se sent en contrôle, en sécurité. Quand le traumatisme arrive, c'est le choc ! Ç'a été une surprise totale ! J'ai été totalement pris au dépourvu. Ma conception du monde tel qu'il était, ma vision de moi-même se sont effondrées. Ç'a été la confusion, le chaos. Le monde n'est plus un endroit sécuritaire. Il n'est plus juste ! Ma confiance en la vie, en la nature humaine est anéantie. Je me sens révolté et, en même temps, bizarrement coupable, honteux. Je me sens diminué parce que je suis incapable de faire les mêmes choses qu'autrefois. Je suis submergé par des symptômes incapacitants, douloureux, souffrants [...] des symptômes post-traumatiques. »

Depuis quand connaît-on les symptômes post-traumatiques ?

On peut penser que des êtres humains souffrent de symptômes post-traumatiques depuis des siècles. Les actes de violence entre les humains et les désastres naturels ne datent pas d'hier... mais c'est véritablement depuis 20 ans que la science connaît davantage les symptômes post-traumatiques. Le trouble de stress post-traumatique (ou TSPT) désigne l'ensemble des symptômes vécus par des victimes d'événement traumatique. Ces symptômes ont été officiellement reconnus par l'Association de psychiatrie américaine[1] en 1980 et depuis peu par l'Organisation mondiale de la santé (OMS)[2]. C'est dire que leur étude est assez récente.

C'est toutefois à la fin du dernier siècle que l'on a observé d'étranges symptômes chez des accidentés de chemins de fer et qu'on a utilisé pour la première fois le terme «névrose traumatique». Les accidentés présentaient des perturbations du sommeil avec cauchemars, une grande irritabilité, des souvenirs terrifiants de l'accident de train. On a considéré à ce moment-là que ces symptômes étaient principalement attribuables à des lésions cérébrales causées par des éclats de métal lors de l'impact.

C'est lors de la Première et de la Deuxième Guerre mondiale que la psychiatrie militaire s'est penchée sur les réactions graves des vétérans de retour de combat. Elle a alors désigné leurs symptômes sous les noms de «névrose de guerre», de «choc des tranchées» ou de «traumatophobie». On a observé chez ces soldats des symptômes troublants comme des cauchemars, des réactions importantes de sursaut, de l'impulsivité, de la terreur du combat, de l'anxiété très forte rendant impossibles le service militaire ou le retour sur le champ de bataille. Les médecins de l'époque ont d'abord pensé que ces réactions découlaient d'atteintes cérébrales causées par des éclats d'obus. Cependant, ils ont remarqué qu'un nombre imposant de soldats n'ayant jamais vécu de blessures physiques souffraient aussi de ces symptômes, et ont ainsi abandonné graduellement cette hypothèse.

Malheureusement, parce qu'on n'a pas compris l'origine de ces réactions, les soldats de l'époque ont été souvent considérés avec mépris par les autorités militaires, qui les ont vus comme des lâches cherchant à déserter ou à nier leur devoir envers leur patrie, même si des civils présentaient les mêmes symptômes. En 1944, on a désigné sous le nom de «syndrome de deuil aigu» les réactions des gens impliqués dans un incendie tragique de Boston. Et puis, après la fin de la Deuxième Guerre mondiale, on a remarqué de l'agitation, des souvenirs horrifiants, de la terreur et de l'anxiété vécus par d'anciens prisonniers de guerre et des survivants de camps de concentration nazis.

Il a fallu la guerre du Vietnam et les séquelles psychologiques graves démontrées par de nombreux vétérans américains pour entraîner une véritable conscientisation sociale. Les mouvements pacifistes américains opposés à la guerre ont contribué à faire reconnaître socialement les conséquences dévastatrices des expériences militaires horribles sur la santé humaine. Les chercheurs et les psychologues américains ont alors entrepris une étude plus rigoureuse des symptômes post-traumatiques.

Dans les mêmes années, des recherches ont mis au jour les séquelles graves vécues par les victimes d'un autre type de traumatisme: l'agression sexuelle. On a remarqué chez ces personnes des symptômes comportant des similitudes troublantes avec ceux des vétérans traumatisés: crainte, anxiété, évitement de situations liées au traumatisme, *flash-back* de l'agression. Le mouvement féministe a fortement contribué lui aussi à faire reconnaître le taux élevé d'agressions sexuelles chez les femmes et la gravité des séquelles vécues par ces victimes. Cette conscientisation contribuera à encourager et à faire financer la recherche sur les conséquences post-traumatiques.

Depuis 1980, les symptômes post-traumatiques sont reconnus officiellement par la psychologie et la psychiatrie; ils sont maintenant classés dans la grande catégorie des troubles anxieux, une reconnaissance qui a permis à la recherche de prendre son véritable essor. De nombreuses études scientifiques, de plus en plus rigoureuses et menées auprès de populations de plus en plus diverses, se penchent sur les manifestations post-traumatiques. Nous connaissons maintenant beaucoup mieux les manifestations post-traumatiques et les différentes stratégies thérapeutiques qui peuvent aider les victimes.

Quels sont les événements traumatiques?

Une personne souffre de symptômes post-traumatiques après avoir vécu l'expérience d'un événement traumatique. Mais quels sont les événements qui peuvent entraîner de tels symptômes?

On considère qu'un événement est « traumatique » lorsqu'il a impliqué la mort ou une menace de mort, des blessures graves ou une menace à son intégrité physique ou à celle d'autrui. Conséquemment, plusieurs événements peuvent être potentiellement traumatisants. Mentionnons, par exemple,

– *les actes de violence interpersonnels,* c'est-à-dire entre deux personnes : les agressions physique ou sexuelle, les vols à main armée, les guerres, la captivité en camp de concentration, la torture, la séquestration, etc. ;

– *les accidents causés par l'erreur humaine ou technique* : les accidents de voiture, de train ou d'avion, les naufrages de bateau, les désastres écologique ou nucléaire, les explosions, les incendies, l'échappement de produits toxiques, les accidents de travail, etc. ;

– *les catastrophes naturelles* : les ouragans, les feux de forêt, les tremblements de terre, les raz-de-marée, les tempêtes dévastatrices, les inondations, les tornades, etc.

Tous ces événements peuvent menacer gravement la vie ou l'intégrité physique de l'individu. Ils peuvent entraîner d'intenses sentiments de peur, d'horreur ou d'impuissance. Ils peuvent donc potentiellement provoquer des symptômes post-traumatiques.

Si vous êtes témoin régulièrement d'événements tragiques dans le cadre de votre travail, vous n'êtes pas immunisé pour autant contre les symptômes post-traumatiques. Ainsi, les pompiers, les policiers, les ambulanciers, les infirmières, les secouristes, les chauffeurs d'autobus ou de taxi peuvent aussi développer des symptômes post-traumatiques ; par exemple, assister impuissant à la mort d'un enfant, voir à répétition des scènes horribles au cours d'accidents ou d'incendies, s'interposer dans une agression entre conjoints ne sont que quelques-unes des situations vécues par ces professionnels. Cette exposition répétée peut augmenter les risques de développer des séquelles post-traumatiques.

Être *témoin* de ces événements traumatiques peut aussi causer (mais plus occasionnellement) certains symptômes post-traumatiques. Ainsi, le fait de voir une caissière se faire menacer au bout d'un fusil par un voleur, d'assister à un accident où quelqu'un a failli mourir, de voir de loin une personne se faire agresser, d'assister à un suicide dans le métro peut également provoquer certains symptômes post-traumatiques. Néanmoins, ces symptômes seront souvent (mais pas toujours) d'intensité et de fréquence plus légères que lorsqu'on est directement impliqué dans l'événement.

En fait, le point crucial à comprendre ici, c'est que votre réaction à un événement donné est *très personnelle*. Cette réaction dépend de plusieurs facteurs, facteurs que nous verrons plus en détail au chapitre 4. Certains membres de votre entourage peuvent avoir l'impression qu'un tel événement ne les aurait pas autant atteints. Des collègues ou des connaissances peuvent ne pas réagir de la même façon à cette situation. D'autres personnes peuvent même considérer qu'un tel événement n'est pas « traumatisant ». Il reste néanmoins que la façon de réagir à une situation traumatisante est *unique* à chacun. Vous seul savez ce qui a été ou non traumatisant pour vous. En ce sens, ce n'est pas tant l'aspect « objectivement » dangereux de l'événement qui détermine s'il est ou non traumatisant ; c'est surtout votre réaction à celui-ci. Notre corps ne réagit pas «pour rien» à un événement...

Par contre, d'autres situations, bien qu'elles puissent nous perturber ou même nous bouleverser profondément, ne sont pas habituellement considérées comme des événements pouvant entraîner des symptômes post-traumatiques. Par exemple, une perte d'emploi, des difficultés financières, des tensions conjugales, des difficultés dans les relations de travail sont des événements de vie douloureux, difficiles, voire pénibles, qui peuvent entraîner des symptômes d'anxiété ou de dépression. Par contre, il faut rappeler qu'ils entraînent *rarement* des symptômes post-traumatiques proprement dits. On les considère alors comme des événements stressants entraînant des difficultés d'adaptation ou des réactions anxieuses, mais non pas comme des événements traumatiques. Les symptômes post-traumatiques sont ordinairement associés à des événements menaçant la vie ou l'intégrité physique d'une personne ou celle d'un de ses proches.

Sommes-nous nombreux à avoir vécu un événement traumatisant?

Certains événements sont-ils plus courants que d'autres? Selon les études, il semble en effet que près de 90 % des gens dans la population générale vivront au moins un événement traumatisant au cours de leur vie[3].

L'événement traumatique le plus courant est l'annonce de la mort soudaine et imprévisible d'un proche (60 %). L'étude la plus récente et effectuée auprès du plus grand nombre de personnes (2 181) montre que près de 40 % des gens de la population générale vont vivre une expérience d'agression physique au cours de leur vie, que 29 % assisteront à la mort ou à la blessure grave d'une autre personne, que 28 % vivront un accident de véhicule grave et 17 %, un désastre naturel[10].

Certains événements sont plus courants chez un ou l'autre sexe. Ainsi, les agressions sexuelles sont beaucoup plus prévalentes chez les femmes. Une étude canadienne montre que 39 % des femmes rapportent avoir été victimes d'une agression sexuelle depuis l'âge adulte[4]. D'autre part, les accidents de voiture, les expériences de combat militaire et les assauts physiques sont beaucoup plus prévalents chez les hommes (28 %, 19 % et 18 % des hommes respectivement)[5,6].

On n'est (malheureusement) pas seul à avoir vécu un événement traumatique... Pour désolant qu'il soit sur le plan social, ce constat peut aussi être soulageant puisqu'il peut vous permettre de réaliser que vous n'avez pas à vous sentir responsable ni honteux de ce qui vous est arrivé. Vous n'êtes pas seul à avoir subi un traumatisme; d'autres ont vécu la même chose que vous et ont traversé cette épreuve.

Sommes-nous nombreux à souffrir de symptômes post-traumatiques?

Plusieurs études ont été menées depuis 1980 afin de déterminer le pourcentage de personnes souffrant de symptômes post-traumatiques dans la population générale et chez les victimes d'un événement traumatique spécifique. Certains résultats de ces études sont particulièrement intéressants. Ainsi, on sait que la *très* grande majorité des victimes sont ébranlées par l'événement et souffrent d'*au moins un* symptôme post-traumatique. Vivre un événement traumatique est universellement... traumatisant.

Par contre, on remarque que l'intensité et la durée des symptômes varient d'une victime à l'autre. Les victimes ne souffrent pas toutes de la totalité des symptômes post-traumatiques ou ne démontrent pas toutes les mêmes symptômes. En fait, les données indiquent qu'environ le quart ou le tiers des victimes démontreront *tous* les symptômes post-traumatiques nécessaires au diagnostic de trouble de stress post-traumatique (TSPT) après avoir vécu un événement traumatisant. Cela signifie que si 10 personnes subissent un événement traumatisant, trois ou quatre d'entre elles vont souffrir de symptômes graves et de TSPT par la suite, alors que les autres vivront des symptômes intermédiaires ou plus légers.

Conséquemment, les pourcentages de gens de la population générale qui vont souffrir de TSPT au cours de leur vie oscillent généralement autour de 8 %[7] à 9,2 %[8]. Les femmes présentent presque le double de risques de souffrir d'un TSPT au cours de leur vie ; les pourcentages tournent alors autour de 13 % à 18 %[9].

Les données nous indiquent aussi que certains événements traumatiques sont beaucoup plus dévastateurs que d'autres au point de vue psychologique. En général, les traumatismes « interpersonnels », c'est-à-dire impliquant l'action d'un autre être humain (à l'opposé d'un désastre naturel), sont reconnus comme étant beaucoup plus dévastateurs pour la victime. Cela signifie que davantage de personnes vont souffrir de symptômes graves à la suite d'événements interpersonnels comparativement à d'autres types d'événements. Le fait qu'ils soient *intentionnels* et auraient pu être évités bouleverse de façon particulièrement grave notre conception du monde et de la nature humaine («*Comment une telle méchanceté est-elle possible ?* », «*Dire que cela aurait pu être évité !* », «*Comment un être humain peut-il faire cela à un autre ?* », etc). Ainsi, le viol, la torture et la séquestration constituent les événements qui entraînent souvent les plus hauts taux de symptômes post-traumatiques.

CHAPITRE 2

Tout semble s'écrouler

« J'avais une vie, une famille, un travail. Je me sentais rempli, investi, utile, efficace. Depuis l'événement, je ne trouve aucun sens à rien. Ma conception des choses est complètement bouleversée. Je ne vois plus les gens de la même façon. Je ne vois plus les choses de la même manière. Tout me semble futile, inutile, insensé. Je n'ai plus d'intérêt pour rien. J'ai peur de tout. Ma vie s'est écroulée avec l'événement. »

Comment réagit-on à la suite d'un événement traumatique ?

Après un traumatisme, on va habituellement vivre trois grandes phases de réactions : la phase de crise, la phase post-traumatique et la phase de résolution.

La phase de crise

C'est la toute première réaction : elle a lieu *pendant* et *immédiatement après* l'événement. Vous êtes en état de choc : vous pouvez vous sentir désorienté et confus, avoir de la difficulté à penser clairement ou même à parler. Un homme qui se fait attaquer peut figer et être incapable de comprendre ce qui se passe. Des victimes d'accidents de la route graves ont de la difficulté à marcher en sortant de la voiture ou ne parviennent pas à remplir le constat à l'amiable de l'accident. Une

caissière de banque peut être incapable de décrire clairement le vol à main armée au policier venu prendre sa déclaration.

La **peur** est souvent omniprésente. Pendant l'événement, vous avez peut-être ressenti une vulnérabilité intense.
La peur de mourir, d'être violée ou d'être grièvement blessé
est *extrêmement* puissante. On est souvent terrifié face à ces
éventualités, une réaction parfaitement légitime. Cette peur
intense peut vous pousser à fuir la situation ou à figer complètement. Après l'événement, vous vous êtes peut-être senti
extrêmement vulnérable : l'événement a détruit votre sentiment de confiance face aux autres et à la vie. Vous étiez peut-
être terrifié à l'idée de rester seul. Vous avez peut-être tenté
de vérifier sans cesse les serrures de votre porte ou vous êtes
allé dormir chez une personne de confiance. Certaines victimes peuvent trembler de longues heures à la suite de l'événement.

L'**incrédulité** est aussi courante. Les victimes vont avoir
beaucoup de difficulté à croire ce qui est en train de leur
arriver ou ce qui s'est passé. Cette réaction est tout à fait normale. Comment croire à l'incroyable ! *«Non, c'est pas vrai !»*
«Je n'en reviens pas : ça m'arrive à moi !» Vous avez peut-être ressenti des **symptômes dissociatifs**, c'est-à-dire eu l'impression
que c'était irréel, que vous étiez dans un cauchemar, que le
déroulement ressemblait à un film. Certaines personnes
vont avoir l'impression que le temps se déroule très lentement ou, au contraire très, très vite. D'autres peuvent avoir
l'impression de faire des actions qui ne leur ressemblent pas
ou d'être à l'extérieur de leur corps.

Si vous avez été victime d'une agression interpersonnelle, vous avez peut-être ressenti du **dégoût** face aux objets
ou aux parties de votre corps qui ont été touchées par
l'agresseur. Le viol constitue une des pires atteintes à l'intégrité intime de la personne. Les victimes de viol se sentent
souvent très «souillées» après l'agression. Certaines vont ressentir le besoin de se laver de façon répétitive et peuvent

conserver longtemps cette impression de saleté, de souillure, de dégoût envers leur corps. Plusieurs vont avoir l'impression d'être irrémédiablement «tachées» et vont en ressentir énormément de honte.

Dans certains traumatismes interpersonnels, le mépris et la domination exercée par l'agresseur sont insupportables à tolérer. Certaines victimes vomissent ou montrent d'importantes **difficultés intestinales** à la suite du traumatisme. De même, l'extrême peur ou le choc que vous avez ressentis peuvent vous couper l'appétit dans les premiers jours suivant le trauma et entraîner des difficultés à manger.

Enfin, vous avez peut-être ressenti beaucoup de **solitude**. Vous avez peut-être senti que vous aviez vécu quelque chose de complètement différent de ce qui est dans la «normale». Vous avez peut-être entendu des jugements de votre entourage qui vous ont blessé ou qui ont augmenté votre sentiment de culpabilité. Après un événement traumatique, on se sent souvent confus, déboussolé, sous le choc. Et pourtant, dans les premières heures suivant le traumatisme, il y a tellement de choses à faire! Déclaration, constat, examen médical, appel aux assurances ou à l'employeur, visite chez le médecin, rapport auprès de différents organismes (CSST, IVAC, SAAQ, etc.). Il y a de quoi se sentir perdu dans ce dédale de procédures administratives et judiciaires.

Vous pouvez facilement avoir l'impression, avec raison, qu'il n'y a pas de place pour votre détresse, pour ce que vous avez ressenti ou pour exprimer la façon dont vous vous sentez actuellement. Les policiers, les enquêteurs, les assureurs, l'employeur en ont surtout pour ce qui s'est passé et pour les détails administratifs. Cela peut pousser n'importe quelle victime à retenir ses émotions pour ne se concentrer que sur les tâches à accomplir... en attendant le «*Et toi, comment tu vas?*» d'une personne attentionnée qui provoquera l'écroulement de cette façade artificielle.

Cette phase de crise dure quelques jours généralement. Certains peuvent avoir besoin de plusieurs jours pour «dégeler» et commencer à ressentir les diverses réactions de la phase de crise. Il est important de noter que ces réactions sont parfaitement normales et qu'elles sont, la plupart du temps, temporaires. La victime retrouve doucement son ancienne façon de vivre à l'intérieur d'un mois ou alors elle développe des symptômes post-traumatiques et entre dans la phase suivante.

Si une personne qui vous est chère a subi un événement traumatisant, le chapitre 12 vous est consacré. Comme vous le voyez, la victime est particulièrement fragile durant la phase de crise. Sa détresse peut la pousser à demander conseils et direction à ceux qui l'entourent. C'est un moment où elle est particulièrement vulnérable aux réactions de ses proches. Certains commentaires, conseils ou attitudes provenant des meilleures intentions peuvent être particulièrement blessants pour elle. Soutenir une victime est une tâche exigeante. Le chapitre 12 vous fournira des indications pour mieux l'aider.

La phase post-traumatique

En deuxième lieu, vient la phase post-traumatique proprement dite. On aurait aussi pu l'appeler «phase d'assimilation» parce que c'est le principal objectif des symptômes de cette étape : après le choc de la phase de crise, tout votre système psychologique tente de réagir à ce qui s'est passé, de s'adapter à cet événement et de le «digérer».

Avant de décrire les principaux symptômes post-traumatiques, je vous propose de noter d'abord leur présence dans votre vie quotidienne. Cette évaluation vous permettra de mieux identifier les symptômes post-traumatiques qui vous sont spécifiques. Elle vous permettra aussi d'envisager leur impact sur votre qualité de vie.

Mes réactions post-traumatiques		
Symptômes post-traumatiques	**Oui**	**Non**
Reviviscences		
Des pensées ou des images de l'événement s'imposent à mon esprit alors que je ne le désire pas.		
Je fais des rêves désagréables depuis l'événement.		
J'ai des *flash-back* de l'événement.		
Je suis en détresse quand je suis en contact avec des éléments liés à l'événement.		
Je me sens très anxieux physiquement quand je suis en contact avec des éléments liés à l'événement.		
Évitement		
Je ne veux pas penser à ce que j'ai vécu ni en parler.		
J'évite les endroits ou les situations qui me rappellent l'événement.		
Je suis incapable de me souvenir de certains aspects de l'événement.		
J'ai beaucoup moins d'intérêt pour des activités qu'auparavant.		
Je me sens détaché des gens autour de moi.		
Je me sens «gelé» émotivement.		
J'ai l'impression que je n'ai plus rien à attendre de la vie.		
Hyperactivation		
J'ai beaucoup de difficultés à dormir.		
Je me sens beaucoup plus irritable.		
J'ai de la difficulté à me concentrer.		
Je me sens constamment en état d'alerte.		
Je suis très nerveux et je sursaute très facilement.		

Comme vous l'avez remarqué en remplissant ce questionnaire, les symptômes post-traumatiques se regroupent en trois catégories: 1. les symptômes de reviviscences; 2. les symptômes d'évitement; 3. les symptômes d'hyperactivation. Ces différentes réactions sont souvent vécues en même temps dans les semaines qui suivent le traumatisme.

Les symptômes de **reviviscences** indiquent que le traumatisme est constamment *revécu* psychologiquement. Des images, des sensations ou des rêves liés à l'événement traumatique peuvent se présenter soudainement à votre esprit sans que vous le vouliez. Le souvenir de l'événement peut s'imposer à vous aux moments les plus inattendus. Il vous sera très difficile d'être dans une situation qui vous rappelle l'événement parce que vous vivez alors trop de détresse et d'anxiété. Les symptômes de reviviscences peuvent prendre plusieurs formes:

– souvenirs répétitifs et perturbants de l'événement;

– cauchemars du traumatisme ou de violence;

– moments où vous avez l'impression que l'événement se reproduit (*flash-back*);

– détresse psychologique lorsque vous êtes en contact avec des éléments qui vous rappellent l'événement traumatique ou qui y ressemblent;

– anxiété démontrée par des signes physiques lorsque vous êtes en contact avec des éléments qui vous rappellent l'événement traumatique ou qui y ressemblent.

Chaque victime vit les symptômes de reviviscences de façon différente et personnelle. Voici comment certaines victimes décrivent ces symptômes:

– *«Je n'arrête pas de faire des rêves étranges et violents depuis l'agression.»*

– *«Hier, j'ai eu l'impression que je ré-entendais le bruit de l'explosion et, pourtant, il n'y avait rien!»*

– *«J'ai l'impression de revoir sans cesse le visage du voleur quand je me promène dans la rue.»*

– *«Quand j'ai senti cette odeur de brûlé, des images de l'incendie me sont revenues.»*

– *«Je me suis immédiatement lancé par terre en entendant ce bruit métallique. Cela ressemblait tellement au bruit de la tôle brisée lors de mon accident de voiture !»*

– *«J'ai ressenti tout de suite des palpitations et des sueurs froides en regardant ce film. Les scènes de tremblement de terre m'ont vraiment trop rappelé celui que j'avais vécu.»*

– *«J'ai très peur quand je suis seule en présence d'un homme depuis l'agression.»*

Ce premier type de symptômes comprend donc des moments où l'événement revient à la conscience : il s'impose et nous revient sous forme de rêves, d'images ou de sons.

La deuxième catégorie de symptômes concerne l'**évitement** ou l'**émoussement**. Vous avez peut-être fui des situations ou des objets associés à l'événement traumatique. Vous avez peut-être eu de la difficulté à en parler. Vous vous êtes peut-être senti plus dépressif depuis l'événement. Ces réactions sont des symptômes d'évitement ou d'émoussement. Cette deuxième catégorie de symptômes peut se manifester par :

– des efforts faits pour éviter les pensées, les sentiments, les conversations, les endroits ou les gens associés à l'événement traumatique (ou qui éveillent des souvenirs du traumatisme) ;

– une incapacité de se rappeler un élément important de cet événement ;

– une diminution marquée de l'intérêt pour des activités autrefois importantes et considérées comme agréables ;

– un sentiment de détachement par rapport aux autres ;

– une difficulté à éprouver des sentiments tendres face à des gens de notre entourage ;

–   une impression que l'avenir est désormais bouché ou limité.

Voici quelques exemples de phrases dites par des victimes qui expriment bien certaines manifestations de ces symptômes :

–   *« Je ne veux pas retourner travailler là, j'ai trop peur. »*

–   *« Je n'ai pas envie de voir les membres de ma famille, ils me posent toujours des questions sur la façon dont je me sens. »*

–   *« Je ne prends plus la voiture depuis l'accident, je laisse mon conjoint conduire. »*

–   *« Je n'arrive pas à me souvenir de ce qui s'est passé immédiatement après l'incendie. Je me rappelle seulement avoir entendu un énorme bruit et puis plus rien, je me vois à l'extérieur de l'usine. Je ne sais pas comment je me suis rendu là. »*

–   *« Je n'ai plus envie de rien ; même aller jouer au hockey avec mes amis ne me tente plus. Et ça, ça ne me ressemble pas ! »*

–   *« J'ai l'impression que je fais partie d'une planète différente des autres. Ils ne peuvent pas me comprendre. »*

–   *« Je ne ressens plus rien pour ma conjointe, c'est comme si j'étais complètement indifférent. »*

–   *« À quoi ça sert de poursuivre mes études ? Je n'ai aucun avenir professionnel, de toute façon. »*

Ces symptômes traduisent des comportements d'évitement : nous fuyons les éléments qui sont associés au traumatisme et qui nous causent trop d'anxiété et de détresse. Parallèlement, nous vivons aussi un certain émoussement émotionnel, comme si nous nous sentions «gelés», détachés face aux autres ou comme si nous ressentions une baisse d'intérêt pour des choses qui nous tenaient pourtant à cœur auparavant.

Les symptômes d'**hyperactivation** forment la dernière catégorie de symptômes post-traumatiques. Ce sont des indices que le corps est suractivé, sur-stimulé. On désigne ici :

– les difficultés reliées au sommeil (difficultés à s'endormir ou à rester endormi, sommeil interrompu ou perturbé, agité) ;
– l'irritabilité ou les accès de colère soudains ;
– les difficultés de concentration ;
– l'hypervigilance (être toujours en état d'alerte) ;
– les réactions fortes de sursaut.

Chacun va exprimer comment se manifestent ces symptômes de façon personnelle, mais voici quelques phrases déjà entendues :

– *« Je n'arrive pas à m'endormir avant 4 heures du matin et je me lève épuisé. »*
– *« Mon conjoint me trouve particulièrement agressive et irritable. Un rien m'énerve, je n'ai plus de tolérance ! »*
– *« J'oublie tout ! Je vais faire mon épicerie et je ne me souviens pas de ce que je devais acheter, je lis un livre et je ne me souviens pas de la première phrase. »*
– *« Je suis toujours sur le qui-vive, en état d'alerte. Le moindre bruit me réveille ou me fait sursauter. »*

Ce dernier type de symptômes indique que le corps est hypersensible. Il réagit à tout, il est super-activé ! On a l'impression d'être un «paquet de nerfs», toujours en état d'alerte et souvent à fleur de peau.

Vous vivez probablement des symptômes de reviviscences, d'évitement et d'hyperactivation à des degrés divers. Ces symptômes peuvent durer plusieurs mois : c'est la phase post-traumatique qui se développe habituellement tout de suite après la phase de crise. Il arrive aussi qu'elle soit *différée* ; il se peut en effet qu'on ne ressente les contrecoups de l'événement que beaucoup plus tard après celui-ci, même plusieurs mois (voire plusieurs années). Les symptômes post-traumatiques sont alors considérés comme «en état de dormance» et peuvent réapparaître à la suite d'un événement déclencheur qui comporte habituellement des similitudes avec l'événement original. Néanmoins, ce type différé est plus rare. Habituellement, les victimes développent leurs symptômes post-traumatiques dans les premiers mois suivant l'événement.

La phase post-traumatique est la plus longue des trois phases. La majorité des victimes mentionnent qu'elles la trouvent très douloureuse et interminable. Pour des traumatismes très graves, on peut même prévoir un an avant de noter une diminution des symptômes.

Nous verrons au prochain chapitre quel est le rôle spécifique et quelle est la fonction des symptômes post-traumatiques que vous vivez. Même s'ils sont dérangeants et qu'ils entraînent beaucoup de détresse, même s'ils ont l'air inutiles, chaotiques, ils ne sont pas là pour rien et ils sont le signe que vous tentez de digérer ce qui vous est arrivé...

La phase de résolution

C'est la dernière phase, et elle peut prendre deux formes. Dans un cas, vous avez bien intégré l'événement et il y a effectivement résolution de vos symptômes, c'est-à-dire diminution progressive. Dans l'autre, les symptômes restent chroniques et cristallisés.

Dans le premier cas, on assiste à une diminution de la peur, de la colère et de la tristesse. Vous ressentirez un regain d'intérêt pour des projets, des activités ou des relations personnelles. Vous vous sentirez plus en forme, moins fatigué et moins abattu. Vous envisagerez un retour au travail et une reprise de vos activités de loisirs.

Le souvenir de l'événement traumatique lui-même sera moins douloureux. Vous vous sentirez plus serein face à ce qui s'est passé. Vous y penserez moins et quand cela tombera sur le sujet, vous pourrez vous en souvenir et en parler avec moins d'émotions. Entendons-nous bien, vous n'oublierez jamais ce qui vous est arrivé : ce n'est pas une cicatrice que l'on peut minimiser. Cependant, cette cicatrice sera beaucoup moins douloureuse, elle sera beaucoup moins gênante, elle ne vous empêchera plus de profiter de la vie et de vaquer à vos occupations. Elle sera plus intégrée. Elle fera maintenant partie du passé et non du présent comme c'était le cas auparavant. Vous serez prêt à poursuivre votre vie, à construire de nouveaux projets et à y prendre plaisir.

Votre vision du monde et des autres sera changée aussi. Vous intégrerez le traumatisme dans votre nouvelle vision des choses et de la vie. Vous pourrez recommencer lentement à faire confiance, vous reconstruirez tranquillement votre sentiment de sécurité. Vous vous sentirez moins amer, moins en révolte et moins triste. Les victimes vont quelquefois noter dans cette phase que, évidemment, elles ne reviraient jamais l'événement traumatique mais que, *a posteriori*, elles ont pu grandir à travers cette expérience. Certaines vont remarquer qu'elles ont appris à mieux se connaître, qu'elles ont réalisé certaines choses, qu'elles sont fières du chemin qu'elles ont accompli ou qu'elles ont pris conscience qu'elles avaient des forces intérieures qu'elles ne reconnaissaient pas avant. Ce livre vise en quelque sorte à faciliter votre intégration du traumatisme et à vous aider à parvenir à cette phase de résolution.

Il peut arriver que la victime ne parvienne pas à cette phase de résolution : certains symptômes restent alors chroniques, souvent parce qu'ils n'ont pas été traités. Ils continuent à affecter le quotidien et à diminuer la qualité de vie. La victime peut se sentir en perte d'autonomie chronique et peut dépendre des autres pour certaines choses parce que la peur reste trop vive (pour conduire la voiture, pour aller au travail, pour déposer les formules d'assurance, pour cuisiner, etc.). Certaines victimes souffrent d'une baisse importante d'estime de soi : l'événement traumatique a entraîné une remise en question importante de leurs perceptions ou de leur jugement. Elles doutent de façon chronique de leurs capacités et de leur valeur. Certaines ont l'impression que leur vision du monde et des choses est à jamais teintée par la colère, par l'amertume et par la méfiance. Des victimes ont l'impression qu'elles ne seront plus jamais capables d'aimer comme avant ou de faire confiance à quelqu'un. La cicatrice est encore douloureuse. Elle reste très présente, très actuelle.

Certaines victimes peuvent se sentir de cette façon pendant des années avant qu'il y ait diminution des symptômes. Si vous êtes dans cette situation, ne perdez pas courage et allez chercher de l'aide. Les séquelles chroniques d'un événement traumatique semblent parfois insurmontables. Vous avez tout fait pour tenter de vous aider et vous sentez que vous ne faites pas de progrès, que votre souffrance est toujours aussi grande ? Pourquoi continuer à essayer tout seul ? Un psychologue pourrait vous aider à intégrer cette expérience traumatique, à diminuer votre détresse et à retrouver votre qualité de vie.

Les autres réactions qui font suite à un événement traumatique

Nous avons identifié dans la section précédente les principaux symptômes post-traumatiques. Cependant, comme nous l'avons mentionné plus tôt, chaque personne a une façon bien personnelle de réagir à un événement traumatique ; par conséquent, d'autres symptômes peuvent se greffer aux précédents.

Prenez quelques minutes pour noter la présence d'autres symptômes dans votre vie quotidienne en remplissant le questionnaire de la page suivante.

Autres symptômes possibles		
Depuis 14 jours...	**Oui**	**Non**
1. Je me sens constamment triste.		
2. J'ai beaucoup maigri.		
3. Je n'ai d'intérêt pour rien.		
4. Je me sens tout le temps coupable.		
5. Je me dévalorise sans arrêt.		
6. Je songe souvent à la mort.		
7. J'ai des douleurs physiques difficiles à tolérer.		
8. J'ai des séquelles physiques (perte de mobilité ou d'un membre, cicatrices) que je n'accepte pas.		
9. Je vis des montées d'anxiété intenses, comme des attaques de panique, et j'ai peur de mes sensations.		
10. J'ai plusieurs inquiétudes liées à ma vie quotidienne qui me rendent très anxieux.		
11. Je fais des gestes répétitifs régulièrement et dans une séquence précise afin d'éviter que des malheurs arrivent.		
12. Je consomme davantage de drogue ou d'alcool.		
13. Je joue à des jeux de hasard de façon compulsive et exagérée.		
14. Ma relation de couple est très difficile actuellement.		
15. Je vis plusieurs tensions dans mes relations avec ma famille.		
16. Mes relations avec mes amis sont insatisfaisantes et décevantes.		

Grille d'évaluation de vos autres réactions à l'événement

Après avoir répondu à ce questionnaire, faites un X dans la colonne de droite dès que vous avez répondu *oui* à au moins un énoncé de chaque catégorie.

Symptômes dépressifs : énoncés 1 à 6   _____
Symptômes somatiques : énoncés 7 à 8   _____
Symptômes anxieux : énoncés 9 à 11   _____
Abus de substances : énoncés 12 et 13   _____
Difficultés relationnelles : énoncés 14 à 16 _____

     (Si vous avez coché un symptôme dans les énoncés 1 à 5, vous présentez certains symptômes dépressifs qui peuvent être graves. Reportez-vous à la section intitulée « Comment reconnaître les symptômes plus inquiétants ? », à la page 44.)

Évaluez votre sphère de symptômes la plus présente

Impact de vos symptômes sur votre vie quotidienne

Les questionnaires précédents ont ciblé la fréquence de vos symptômes post-traumatiques et de vos réactions parallèles. D'autres questions peuvent vous aider à mesurer l'impact de vos symptômes sur votre vie quotidienne.

     Quels sont vos symptômes les plus fréquents ?

_____

_____

_____

_____

     Quels sont ceux qui vous dérangent le plus ?

_____

_____

_____

_____

De quelle façon cet événement a-t-il influencé votre qualité de vie?

_____

_____

_____

_____

Quel impact cela a-t-il eu sur vos relations avec les
autres?

_____

_____

_____

_____

Qu'est-ce que vous n'êtes plus capable de faire?

_____

_____

_____

_____

Qu'est-ce qui vous manque le plus?

_____

_____

_____

_____

Votre niveau de fonctionnement général

Comment évalueriez-vous votre niveau de fonctionnement ou de bien-être *avant l'événement*? Utilisez une échelle de 0 (aucun fonctionnement ou bien-être nul) à 100 (fonctionnement et bien-être optimals). Maintenant, comment évalueriez-vous votre niveau *actuel* de fonctionnement ou de bien-être?

Mon fonctionnement général	
Mon évaluation de mon fonctionnement précédent (0-100)	Mon évaluation de mon fonctionnement actuel (0-100)

Comment reconnaître les symptômes plus inquiétants?

Certaines réactions manifestées à la suite d'un événement traumatique sont tout à fait normales. Elles sont douloureuses mais d'une intensité tolérable et elles perdent tranquillement de leur intensité avec le temps. Par contre, d'autres réactions deviennent si douloureuses et si chroniques qu'elles nécessitent un plan d'action plus serré. Comment reconnaître ces symptômes?

Il peut être difficile de les reconnaître en soi-même: on a rarement de la distance vis-à-vis de soi. Et puis, vivre un événement traumatique n'est pas courant: on ne sait pas ce qui est dans la normale des choses et ce qui est plus inquiétant... On n'a pas de points de comparaison.

Certains indices sont particulièrement inquiétants. Ainsi, vous-même et ceux qui vous entourent devriez vous inquiéter si vous montrez une tristesse très grave. Cette **dépression** peut se manifester par des pleurs répétés, une perte d'intérêt généralisée et une perte de poids significative. Plusieurs victimes dans cette situation se sentent extrêmement coupables ou honteuses ou encore se dévalorisent de façon excessive. Certaines peuvent envisager leur mort, se défaire d'objets très personnels et les donner à leurs amis. Il peut être très difficile pour vous de réaliser que vous vous enfoncez dans un dangereux cycle de dépression : vos symptômes sont tellement puissants qu'ils vous empêchent de bien évaluer la gravité de votre état. De plus, vos sentiments de honte ou de culpabilité peuvent être tellement submergeants et douloureux que vous ne songez qu'à arrêter d'avoir mal et à vous libérer de cette souffrance. Le suicide semble parfois la seule issue...

Devant de telles réactions, il est indispensable de consulter un professionnel. L'urgence de certains hôpitaux peut même être pertinente dans des cas nécessitant une intervention immédiate. Surtout, parlez à quelqu'un de votre état, de ce que vous ressentez. Et sachez que la dépression ne permet pas de prendre des décisions de façon éclairée. Le découragement, voire le désespoir, ne permettent pas de considérer les éléments positifs qui sont présents. Ces états favorisent plutôt une vision « tunnel », rigide et absolue où le suicide semble la seule porte de sortie, et nous empêchent de considérer les autres solutions existantes. Dans ces moments-là, il est essentiel de parler à ceux qui nous entourent et d'aller chercher une aide professionnelle. De plus, la médication peut s'avérer pertinente car elle permettra au corps de reprendre des forces.

Parallèlement à ces symptômes dépressifs, un autre indice plus inquiétant consiste en l'**intensité des comportements d'évitement.** Nous avons vu que ceux-ci étaient courants après un événement traumatique. Cependant, lorsqu'ils sont très prononcés et que vous vous isolez de façon marquée, cette réaction est plus inquiétante. Certaines personnes évitent toutes situations sociales, vivent recluses dans leur chambre ou refusent de communiquer avec leur entourage. Ce type de réaction est un signe qu'une aide plus systématique et professionnelle est nécessaire.

La **durée et l'intensité de vos symptômes** sont aussi des indices permettant de juger qu'une action doit être prise. Chaque personne a une évolution qui lui est propre. Cependant, si les symptômes ne diminuent pas au cours de la première année et que les séquelles deviennent chroniques, il y a lieu d'envisager un plan de traitement plus serré. Ces réactions sont plus inquiétantes si elles affectent de façon permanente des aspects majeurs de votre vie, comme votre travail, vos relations interpersonnelles ou vos activités de loisirs.

Si vous observez une augmentation de votre **consommation d'alcool ou de drogue ou que vous jouez** de façon plus compulsive, soyez vigilant. La dépendance au jeu ou à des substances peut être une façon de fuir votre anxiété liée au trauma et de vous réfugier dans un monde artificiel. Avec le temps, cette tendance devient chronique et elle entraîne des stress graves: séparation conjugale, tensions avec la famille, difficultés financières, en plus de maintenir vos symptômes post-traumatiques. Si votre entourage ou vous-même jugez que vos comportements sont excessifs, songez à consulter des ressources et des organismes spécialisés dans ces problématiques avant de commencer une démarche ciblant la diminution de vos symptômes post-traumatiques.

Il est donc important que vous puissiez reconnaître chez vous certains indices inquiétants concernant votre propre état et que vous puissiez vous permettre de consulter si vous en ressentez le besoin. N'oubliez pas que des spécialistes sont là pour vous aider et que vous n'avez pas besoin de tolérer ces symptômes seul. Votre entourage peut aussi vous seconder pour trouver l'aide dont vous avez besoin et vous soutenir dans ce processus.

CHAPITRE 3

Que signifient mes symptômes actuels?

«Je souffre tellement! J'ai peur de tout. Je pleure sans arrêt. J'ai des rêves désagréables de l'événement. J'évite le contact avec les autres. Je me sens très vulnérable. Est-ce que c'est normal? Est-ce que ça va diminuer de soi-même? Est-ce que je suis en train de devenir fou? Pourquoi est-ce que je me sens ainsi?»

Survivre à un traumatisme est une entreprise doulou-reuse. Notre corps réagit, notre âme se révolte. Beaucoup de victimes ne comprennent pas pourquoi elles vivent de tels symptômes. Plusieurs même se blâment de les ressentir ou s'inquiètent que cela soit pathologique ou permanent. Pourtant, les symptômes post-traumatiques ne sont pas là pour rien : non seulement ils sont normaux mais ils sont aussi les manifestations d'un processus psychologique sous-jacent très important. Votre corps vous parle et crie sa détresse : pour-quoi ne pas tenter de comprendre ce que vos symptômes signifient?

Il peut être difficile pour certaines personnes qui ont toujours eu l'habitude de «contrôler» leur vie et leurs émo-tions d'accepter les symptômes post-traumatiques. Pourtant, *à la suite d'un événement traumatique, le corps et l'âme sont en con-valescence.* Une convalescence temporaire. Mais nous devons comprendre les symptômes qui nous habitent, les accepter et leur laisser un minimum de temps. La technique du *«Je*

vais me donner un coup de pied au derrière et ça va me passer» ou
du « *Je ne suis qu'un faible»* et autres exhortations du genre ne
fonctionnent pas...

En fait, la première étape vers la guérison consiste à
accepter et à comprendre l'impact du traumatisme sur notre
corps, sur notre âme et sur notre état. Le fait de rajouter du
blâme, de la culpabilité ou de la honte parce que nous vivons
des symptômes post-traumatiques non seulement n'arran-
gera rien, mais maintiendra nos symptômes. Ce n'est plus le
temps de la dévalorisation, mais le temps de la compréhension et de l'indulgence: les symptômes post-traumatiques
sont normaux et très communs chez les victimes de traumatisme. *Ce sont des réactions normales à un événement anormal.* Un
événement traumatique est souvent traumatisant pour tout
le monde et réagir en être humain est un signe sain et non
un indice pathologique.

Les symptômes post-traumatiques indiquent qu'un processus psychologique sous-jacent très important est en train
de se produire. *Les symptômes post-traumatiques indiquent que
votre corps tente de s'adapter à l'événement traumatique et qu'il essaie
de retrouver un état normal.* C'est un excellent signe. Il essaie de
s'adapter au pire événement de sa vie, vous avouerez que ce
n'est pas tâche facile! Il suffit seulement de le comprendre et
de l'aider vers la phase de résolution à laquelle il aspire.

Cette section sera consacrée au rôle de chacun des
symptômes au sein du processus post-traumatique et aux
mécanismes sous-jacents qui les causent. Elle vise à favoriser
une plus grande indulgence vis-à-vis de vos réactions et à
faire en sorte que vous puissiez mieux les comprendre avant
de mettre en place des outils pour tenter de les diminuer.

«Je fais des cauchemars depuis l'événement» – «Des images de l'événement me reviennent sans arrêt»

Les symptômes de revivescences sont un signe que votre
corps tente de digérer l'événement. Il faut comprendre que

l'événement traumatique constitue un montant incroyable de données pour notre cerveau : il est soudain, imprévisible, il remet en question des conceptions très anciennes de la vie et des gens et il est impossible d'intégrer cet ensemble de nouvelles informations en peu de temps. De plus, il provoque un montant phénoménal d'émotions contradictoires qui ne peuvent pas être digérées en une fois. Alors, les images, les données liées à l'événement sont stockées dans notre mémoire sans être intégrées à tout le reste.

Cependant, chaque fois que vous êtes en contact avec un élément qui ressemble à l'événement traumatique, tous les souvenirs associés remontent et provoquent des reviviscences. Prenons par exemple Marie-Claude qui a vécu un vol à main armée : elle se promène dans la rue et voit un homme portant un chandail rouge. Le chandail rouge est associé pour elle à l'événement traumatique puisque l'agresseur en portait un. Dès qu'elle voit ce chandail, des images du vol à main armée remontent à sa conscience et provoquent de la détresse chez elle. Ce sont les reviviscences.

De la même façon, toutes les victimes tentent de comprendre l'événement, de lui donner un sens, en un mot de le digérer. Or, pour le comprendre, il faut y penser et dès qu'on y pense, toutes les images (et les émotions de détresse) qui y sont associées reviennent en mémoire. Ainsi, chaque fois que Marie-Claude se demande ce qui a causé ce vol à main armée, si elle aurait pu faire autre chose, si elle aurait pu le prévenir ou l'arrêter, elle se souviendra des images du braqueur (chandail rouge, fusil) et elle vivra de l'anxiété.

Les cauchemars ou les images qui s'imposent à notre conscience après un événement traumatique réapparaissent pour deux raisons : 1. parce que nous avons vu ou entendu un élément qui nous a fait penser au traumatisme et qui a réactivé des souvenirs de l'événement ; 2. parce que nous essayons de comprendre l'événement, et que d'y penser provoque une réactivation des données qui ne sont pas encore digérées et qui sont toujours dans notre mémoire immédiate. Cela indique que l'événement est encore très présent pour nous et qu'il tente d'être intégré à notre système. Nous ne savons pas encore comment l'assimiler et en attendant il réapparaît à notre conscience.

En fait, on peut prendre l'exemple de l'ordinateur pour comprendre les reviviscences. L'événement traumatique ressemble à un énorme nouveau fichier que l'on tente d'insérer dans l'ordinateur. Or, ce fichier est tellement imposant et bouleversant qu'on ne sait pas où le placer. Comment définir ce fichier? Comment l'analyser? Comment le comprendre pour bien le classer? Sous quelle filière l'installer? Quel nom lui donner? Impossible de faire tout ce travail cognitif immédiatement. Le résultat est que le fichier erre depuis dans l'espace informatique de notre ordinateur sans être classé. De temps en temps, il «pope» sous nos yeux, se rappelant à notre conscience, parce qu'il n'est pas ordonné, parce qu'une autre information entrée vient de l'activer. Comment intégrer ce fichier à tout notre monde cognitif? En le digérant, en reconsidérant ce qui s'est passé pour mieux l'assimiler, pour le comprendre, pour s'y habituer, pour diminuer notre honte face à lui, pour accepter davantage ce qui s'est passé et ce que nous avons fait comme geste.

«Je ressens beaucoup de détresse lorsque je suis en contact avec des éléments associés à l'événement»

Lors de l'événement traumatique, il s'est passé ce qu'on appelle un *conditionnement,* c'est–à–dire que tous les éléments présents lors de l'événement (bruits, objets, odeurs, situations, endroits) ont été pairés avec votre peur, votre sentiment d'horreur, votre détresse lors de l'événement. Ils sont devenus «contaminés» par cet événement, et vous les avez maintenant en aversion. Par la suite, le seul fait d'être en contact avec eux provoquera de la détresse: ces éléments sont très associés à votre état émotionnel ce jour-là et simplement de les voir vous bouleversera.

C'est le même phénomène qui se produit lors d'une mauvaise cuite: le goût d'un type particulier d'alcool est associé à notre malaise physique, à notre goût de vomir, à notre inconfort profond. Par la suite, juste l'odeur de cet alcool provoquera un dégoût si fort que plusieurs éviteront toute leur vie d'en reboire. Le même phénomène joue aussi avec les odeurs : une odeur associée à une période triste de notre vie aura tendance à provoquer par la suite une mélancolie ou un malaise.

À la suite d'un événement traumatique, c'est le même phénomène qui se produit : les bruits, les situations, les endroits, les odeurs et les objets présents lors du trauma ont été associés à notre peur, à notre détresse. Pour Marie-Claude, par exemple, les chandails rouges, l'odeur de la banque ce jour-là et même l'heure de la journée sont associés au vol à main armée, c'est-à-dire au pire événement de sa vie et à une très grande peur de mourir. Par la suite, le fait de sentir cette même odeur, de voir un chandail de même couleur ou de remarquer qu'il est la même heure provoquera de la détresse et de l'anxiété chez elle.

« J'ai des palpitations, des sueurs froides, même des étourdissements lorsque je suis en contact avec des éléments associés à l'événement »

Notre malaise face à certains éléments associés à l'événement traumatique peut être psychologique (inconfort, détresse, tristesse, peur), mais aussi physique. Certaines victimes vont ressentir de très forts symptômes d'anxiété lorsqu'elles seront en contact avec ces éléments car ils sont associés à une forte impression de vulnérabilité. Ces moments peuvent ressembler à la montée d'une attaque de panique : elles peuvent avoir des palpitations, des sueurs froides, des étourdissements, la bouche sèche, des engourdissements, etc., quand elles sont en contact avec des objets associés au traumatisme.

Ces sensations physiques sont très désagréables et peuvent même donner l'impression qu'on souffre d'une crise cardiaque, qu'on perd le contrôle, qu'on va s'évanouir ou qu'on est en train de devenir fou. Nous savons qu'il n'en est rien : ces symptômes sont très inconfortables mais ils ne sont en aucun cas dangereux et ne peuvent pas entraîner de séquelles physiques graves et permanentes. Il s'agit simplement d'anxiété parce que les éléments que nous avons vus nous font trop penser à l'événement traumatique et que le corps a associé ces éléments avec un danger. Lorsque le corps évalue qu'il y a un danger grave à son intégrité physique, il réagit avec les seules armes qu'il a : la peur et l'anxiété.

Se sentir anxieux quand on évalue qu'il y a danger est non seulement normal, mais très adapté et sain. Lors d'un incendie ou d'un accident, l'anxiété mobilise toutes nos ressources pour que nous puissions préserver notre vie et tenter de nous adapter à la situation : fuir ou se défendre. Il est donc normal de réagir avec anxiété face à des situations qui sont associées à du danger. Après un événement traumatique, le problème c'est que même les éléments qui *ne* sont *pas* actuellement dangereux vont provoquer de l'anxiété parce qu'ils ont été associés à un événement dangereux dans le passé. Ils vont causer de la peur parce qu'ils ont été « conditionnés ». Ainsi, le chandail rouge n'est pas objectivement dangereux, mais il provoquera quand même de l'anxiété chez Marie-Claude en raison de « l'étiquette de danger » qui y est maintenant associée.

« J'évite tous les lieux et tout ce qui me fait penser à l'événement »

Vous savez maintenant que les symptômes d'évitement font souvent partie du tableau courant des symptômes post-traumatiques. Beaucoup de victimes ne comprennent pas pourquoi elles ont tant de difficultés à retourner sur les lieux de l'événement traumatique (retourner au parc, passer devant l'usine, aller au guichet automatique, par exemple) ou à refaire certaines activités qui y sont associées (avoir des relations sexuelles, marcher dans le métro, conduire une voiture, allumer un barbecue, etc.). Certaines victimes vont même jusqu'à interpréter cet évitement comme un signe de faiblesse ou de lâcheté.

De tels symptômes constituent pourtant d'excellents signes que votre système de défense fonctionne bien : en fait, il fonctionne *trop* bien actuellement. Le conditionnement présent entre votre peur lors de l'événement et des éléments qui étaient présents est très efficace. Ce mécanisme de conditionnement a toujours existé chez nous et nous a toujours très bien servi : on a ainsi appris très jeune que de toucher aux éléments chauffants sur la cuisinière était douloureux, qu'il ne fallait pas mettre sa main dans la gueule d'un chien, qu'on ne devait pas traverser la rue au feu rouge, qu'il était dangereux de jouer avec le feu, etc. On a ainsi créé une multitude d'associations entre certaines situations et la possibilité de danger. Ces associations nous ont été très utiles pour nous protéger : se trouver dans une de ces situations entraîne toujours chez nous une certaine crainte ou une appréhension. En fait, c'est le moyen qu'a pris notre corps pour nous protéger de façon efficace et rapide. Une fois que l'association est créée, l'apprentissage est acquis et n'a pas besoin d'être réappris : nul besoin de réessayer les ronds de la cuisinière indéfiniment, on sait que c'est dangereux, alors le corps réagit instinctivement et évite cette situation.

C'est exactement le même mécanisme qui s'active à la suite d'un traumatisme : le cerveau de Marie-Claude a créé de nouvelles associations entre la banque et la possibilité de menace à sa vie. De même, notre cerveau a été programmé pour nous avertir qu'il y a un danger potentiel : les palpitations, les sueurs froides, les étourdissements vécus dans une situation qui ressemble à l'événement traumatique sont des signaux qu'il nous envoie pour nous manifester qu'il considère la situation comme dangereuse. Ce mécanisme fonctionne si bien et les symptômes d'anxiété sont tellement désagréables que nous nous éloignons naturellement de ces situations afin de retrouver un état émotionnel plus confortable : c'est l'évitement. Cet évitement est souvent efficace et sert à nous protéger en général de situations objectivement dangereuses. Après un événement traumatisant, le problème c'est qu'on va éviter beaucoup d'éléments qui ont été associés au trauma, même ceux qui ne sont pas en soi dangereux. Cet évitement extrême va nuire à notre autonomie et à notre confiance en soi. Il risque aussi de se maintenir dans le temps et de nous faire vivre constamment dans la peur.

Car éviter est *très* soulageant. Et on y trouve tellement de soulagement qu'on va fuir les situations qui nous font peur, on va s'abstenir de penser à l'événement car cela nous bouleverse trop, on va éviter de se trouver dans un lieu qui nous fait penser à ce qu'on a vécu. On peut même adopter des comportements qui sont incompatibles avec l'anxiété pour ne pas être en contact avec elle car c'est trop désagréable : les comportements agressifs et la consommation abusive de drogue ou d'alcool peuvent nous permettre d'éviter les situations ou les émotions de détresse associées à l'événement traumatique.

On va donc éviter beaucoup de situations, et ce, de plus en plus souvent car cette stratégie est soulageante et nous semble efficace. Ce soulagement est une première réaction instinctive du corps qui tente ainsi de se protéger du mieux qu'il le peut. Il s'agit d'un mécanisme de protection, d'une stratégie de survie instinctive du corps. Cependant, ce qu'il faut savoir, c'est qu'éviter est aussi une arme à double tranchant qui soulage à court terme mais *maintient les symptômes à long terme*. En effet, cela nous empêche d'affronter la situation et de constater que si elle a déjà été associée à quelque chose de dangereux, elle n'est pas en soi dangereuse. Mais nous verrons cela plus en détail au chapitre 10.

« Je n'aime pas parler de l'événement »

Le mécanisme de conditionnement décrit ci-dessus s'applique aussi au souvenir de l'événement traumatique. Lorsque le trauma est évoqué par des conversations ou des films, des images et, surtout, des émotions peuvent nous submerger. On peut alors se sentir en détresse, avoir les larmes aux yeux ou être bouleversé. Des situations qui provoquent des émotions similaires à celles que l'on a vécues lors du trauma (une conversation houleuse avec un patron, la peur dans un manège, une dispute orageuse avec un enfant, la surprise engendrée par des amis qui veulent jouer un tour, la tristesse à la suite d'un deuil, etc.) peuvent aussi faire remonter des souvenirs de l'événement traumatique. Ces émotions et ces images sont très désagréables parce qu'elles ressemblent à l'événement et l'évoquent. Vous tenterez donc d'éviter ces images ou ces émotions en évitant les sujets délicats, en détournant la conversation, en tentant de vous distraire ou en changeant de sujet. On a souvent tendance à éviter ce qui nous fait mal ; dans ce cas-ci, le fait de parler et de vous souvenir de l'événement vous bouleverse, conséquemment, vous allez tout faire pour éviter d'aborder ce sujet.

« Je suis tout le temps en état d'alerte » – « Je sursaute à rien »

Après un événement traumatique, notre sentiment de confiance est complètement ébranlé et notre système d'alarme est beaucoup plus sensible. L'événement traumatique nous a pris par surprise et, inconsciemment, notre système tente de prévenir un prochain traumatisme. Il se dit que « si un tel événement traumatique s'est produit une fois, il peut bien se reproduire une deuxième fois ». Conséquemment, on va développer des « yeux tout le tour de la tête », c'est-à-dire une hypervigilance à l'environnement. C'est comme si on était constamment en mode de combat : système d'alarme constamment en état d'alerte.

Cet état peut souvent entraîner des difficultés à dormir. En effet, dormir c'est l'état opposé de la vigilance, c'est l'abandon complet et cet état peut être particulièrement terrifiant pour quelqu'un qui a vécu un événement traumatisant. Cet état de vigilance va aussi entraîner de l'irritabilité puisque conserver un tel état d'alerte est extrêmement épuisant. Il épuise nos réserves de patience et de compréhension. Des difficultés de concentration et, conséquemment, de mémoire sont aussi souvent présentes et peuvent découler de cette hypervigilance : se concentrer, c'est focaliser son attention sur un aspect spécifique de son environnement. Lorsqu'on tente de prévenir un événement traumatique, on a davantage tendance à avoir un regard global sur l'environnement, ce qui est l'opposé d'un état de concentration qui, lui, exige que nous fassions abstraction de ce qui nous entoure.

Enfin, à la suite d'un événement traumatique, on oscille souvent entre des moments de reviviscences (des images de l'événement qui s'imposent à la conscience) et des moments d'évitement (fuir des situations associées à l'événement, mettre de côté des souvenirs car ils créent trop d'anxiété). Ce mouvement d'oscillation est très éprouvant et il entraîne un état d'alerte et d'hypervigilance constant. On est toujours sur ses gardes dans la crainte de vivre d'autres reviviscences et dans la peur de revivre un autre événement traumatique.

« Je me sens détaché des autres » – « J'ai l'impression de ne plus ressentir d'émotions envers mes proches »

À la suite d'un événement traumatique, plusieurs victimes se sentent détachées des autres. Certaines se sentent presque indifférentes à leur entourage, à ce qui se passe autour d'elles. D'autres ont l'impression qu'elles sont maintenant incapables de ressentir des émotions pour les gens qui leur sont chers, comme si leurs émotions étaient « gelées ». Enfin, d'autres encore vont se sentir étrangères à autrui, comme si elles réalisaient que ce qu'elles ont vécu les rendait différentes à jamais. Plusieurs ont l'impression de ne pas pouvoir être comprises par leur entourage.

Vivre un événement traumatique est très éprouvant émotivement: nos émotions ont subi un énorme choc et elles peuvent être « engourdies » dans les semaines qui suivent.

L'événement est si important et si crucial dans notre vie qu'il est impossible de le digérer en une fois, et le corps va quelquefois se mettre en position « hors fonction » pour refaire ses énergies dans ce processus de digestion : c'est dans ces moments qu'on peut se sentir détaché ou gelé émotivement. Cet état est temporaire et signifie que notre organisme tente d'assimiler l'événement par petites doses et qu'il a besoin de prendre des « pauses émotives » car le processus est trop difficile. Cependant, il est impossible de donner de l'affection, de l'attention, de l'empathie quand on est soi-même dans ces « pauses émotives ». On ne peut pas donner quand on est soi-même en déficit. Vous êtes actuellement en position de survie : vous avez de la difficulté à gérer vos propres émotions, alors en démontrer aux autres est souvent au-delà de vos capacités.

Dans le cas d'un événement traumatique interpersonnel, vous avez été agressé par une autre personne. Cette expérience va ébranler profondément votre confiance face aux autres. On peut comprendre que vous vous sentiez méfiant par la suite et que vous ayez peur de vous abandonner en présence d'autres personnes. Vous pouvez avoir tendance à vous isoler et avoir peur de vivre une autre agression. Les sentiments de détachement peuvent découler de cette méfiance et de cette crainte. Vous pouvez aussi avoir peur de ce que les autres vont penser de vous. Vous pouvez craindre leur jugement en rapport avec l'événement (*« Est-ce qu'on pense que c'est moi qui ai causé l'agression ou l'accident ? »*, *« Est-ce qu'on me trouve faible d'être en arrêt de travail ? »*, *« Est-ce que j'ai l'air fou avec mes symptômes ? »*). Cette peur du jugement peut entraîner chez vous l'isolement et la crainte de vous confier, des réactions qui engendrent à leur tour un détachement des autres.

Le fait de vivre un événement traumatique bouleverse profondément. Cette expérience remet en question nos valeurs, nos priorités et nos attentes face à la vie. Plusieurs victimes réalisent que la vie est précieuse et reconsidèrent leurs priorités en profondeur après cette expérience. Or, la vie autour d'elles continue pendant ce temps et elles peuvent s'apercevoir que leur entourage n'a pas fait ce cheminement. Voir vos proches s'inquiéter pour ce que vous considérez maintenant comme des choses insignifiantes ou superficielles peut vous donner l'impression que vous êtes différent des autres et que vous ne vous reconnaissez plus dans ce monde.

« J'ai l'impression de ne pas avoir d'intérêt pour quoi que ce soit, même pour ce qui me tentait auparavant »

Le détachement observé face aux autres se manifeste aussi envers les choses ou les activités que nous aimions autrefois. Vous pouvez avoir l'impression que rien ne vous intéresse, que tout est fade, que plus rien de bon ne peut vous arriver. Ces symptômes sont normaux lorsqu'on a vécu un événement traumatique et ils sont souvent temporaires.

Comme nous l'avons déjà dit, le fait de vivre un événement traumatique remet en question nos valeurs et nos attentes face à la vie. On a tendance à reconsidérer nos priorités en profondeur après cette expérience. Cette remise en question peut temporairement bouleverser nos intérêts et nous donner l'impression que notre vie n'a plus de sens. En fait, nous sommes juste en train de redonner un *nouveau* sens à notre vie...

« J'ai l'impression d'avoir perdu une partie de moi »

Vivre un événement traumatique, c'est vivre un événement qui ne fait pas partie de nos valeurs, de nos plans, de nos attentes. On a souvent l'impression que notre insouciance et notre joie de vivre sont parties et qu'elles ne reviendront jamais. Nous nous sentons dépossédés de notre enthousiasme, de cette confiance que nous avions face aux gens, face à la vie. Comme si l'événement avait détruit cette partie sereine, joyeuse, confiante qui nous caractérisait. Le monde nous semble laid, inutile, sans espoir et dépourvu de sens. On se sent amer, cynique, découragé face à la vie et on ne se reconnaît pas dans cette attitude.

Ces émotions sont normales et souvent temporaires. En assimilant le traumatisme, on recommence doucement à refaire confiance, à retrouver du plaisir, à voir renaître cette sérénité et cet enthousiasme qui nous caractérisaient. L'événement ne sera jamais oublié et il peut avoir modifié profondément notre vision des choses, mais les perceptions restent rarement toutes négatives et une place pour une certaine joie de vivre se refait doucement.

« Je me sens révolté contre la nature humaine » – « Je suis tout le temps en colère »

Vivre un événement traumatique est profondément injuste. C'est dégueulasse, révoltant, écœurant. Personne ne devrait jamais vivre un tel événement. Vous pouvez vous sentir amer, révolté, enragé face à ce qui vous est arrivé. Vous avez raison : vos émotions et vos réactions sont tout à fait légitimes.

Oui, la colère et la révolte sont des réactions de défense légitimes et des cris *sains* affirmant que ce qui nous est arrivé n'a aucun sens et ne devrait pas se produire. Et nous avons raison. Mais en même temps, ces émotions peuvent être très destructrices. Pour les autres... mais aussi pour nous-mêmes, car vivre dans un état de colère permanent nous autodétruit. Le cynisme, la colère, l'amertume sont des signes de blessures profondes. Elles peuvent rendre notre vie et celles de ceux qui nous entourent misérables. Si vous vous sentez dans cet état en permanence, le chapitre 7 pourra vous aider.

« Je revois des scènes de violence de mon enfance que je croyais avoir oubliées »

Le traumatisme réveille souvent des souvenirs de traumatismes antérieurs qui n'ont pas été complètement digérés. Ces souvenirs reviennent parce qu'ils sont de près ou de loin associés au dernier événement traumatique. Vous pouvez vous souvenir de certains moments que vous croyiez avoir oubliés, des images de traumas antérieurs peuvent refaire surface, des peurs liées à ces traumas peuvent se développer sans lien apparent avec ce que vous vivez actuellement.

L'émergence de souvenirs d'événements douloureux ou traumatiques passés peut être très bouleversant. Cela signifie aussi qu'il faut travailler deux «digestions» en même temps: le dernier événement et celui qui remonte à la surface parce qu'il lui ressemble. Ce n'est pas un travail qui peut se faire seul. Des thérapeutes spécialisés peuvent vous aider dans ce processus.

CHAPITRE 4

Comment en suis-je arrivé là?

Vivre un événement traumatique est une expérience difficile pour tout le monde. Cependant, comme pour toutes choses, on ne réagit pas tous de la même façon à un événement traumatique, certaines personnes manifestant plus de symptômes et de détresse que d'autres.

Les chercheurs et les cliniciens ont tenté de comprendre les raisons de ces différences. Nous savons que le fait de vivre un événement traumatique ébranle fortement l'équilibre psychologique de tout le monde. Cependant, nous savons aussi que les symptômes post-traumatiques découlent d'une conjugaison de trois types de facteurs. C'est cette conjugaison, personnelle à chacun, qui va influencer le nombre, la gravité et la durée des symptômes post-traumatiques.

Le premier élément qui va influencer vos réactions est l'événement lui-même. Il s'agit des facteurs déclencheurs, c'est-à-dire de tout ce qui est présent *pendant* le traumatisme. On désigne ici certaines caractéristiques spécifiques de l'événement et certaines de vos actions effectuées au cours de celui-ci. Des éléments existant *avant* l'événement, que l'on nomme facteurs prétraumatiques, vont contribuer à rendre ces facteurs déclencheurs plus dévastateurs. Par la suite, les facteurs de maintien, c'est-à-dire les éléments présents *après* le trauma, risquent de modifier l'évolution ou la résolution de vos symptômes.

Le fait de connaître ces facteurs vous permettra de mieux comprendre la présence de symptômes post-traumatiques chez vous. Cela vous permettra donc de saisir ce qui a contribué à rendre le traumatisme encore plus dévastateur *particulièrement pour vous*. Vous êtes quelqu'un d'unique et vous avez vécu cet événement de façon unique, et ce, même s'il a affecté plusieurs personnes en même temps que vous.

Essayez de remplir le questionnaire suivant pour envisager les facteurs qui pourraient vous convenir. Ensuite, vérifiez avec le texte qui suit s'ils s'appliquent bien à vous et si vous pensez que, effectivement, ils pourraient vous aider à comprendre votre réaction personnelle.

Facteurs de stress pouvant contribuer à mes symptômes actuels

Pour chacun des énoncés, indiquez par un X, dans la colonne correspondante, si vous présentez ou non ces facteurs de stress.

Facteurs de stress	Oui	Non
Facteurs présents *lors* de l'événement		
1. L'événement a menacé ma vie ou mon intégrité physique.		
2. L'événement était causé par la main d'un autre être humain.		
3. L'événement a profané mon intégrité physique, il a violé mon espace intime.		
4. J'ai vécu des symptômes dissociatifs durant l'événement.		
5. J'ai ressenti des émotions très fortes durant l'événement.		
6. L'événement ressemblait à un événement douloureux que j'ai vécu dans le passé.		
Facteurs présents *avant* l'événement		
7. Je vivais de nombreux facteurs de stress avant l'événement.		
8. Je me sentais déprimé, anxieux, ou je consommais de l'alcool ou de la drogue avant l'événement.		
9. Je voyais la vie comme profondément juste avant l'événement.		
10. Je voyais les gens comme foncièrement bons et je leur faisais facilement confiance avant l'événement.		
11. J'étais du genre à être un « chêne » plutôt qu'un « roseau » avant l'événement.		

Facteurs de stress	Oui	Non
12. Je voyais les émotions comme un signe de faiblesse et je voulais constamment avoir le contrôle avant l'événement.		
Facteurs présents *après* l'événement		
13. Je me sens blâmé et critiqué par mon entourage actuellement.		
14. Je suis actuellement engagé dans des poursuites judiciaires reliées à l'événement.		
15. Je sens beaucoup de jugement de la part de la société vis-à-vis de ce que j'ai vécu.		
16. Je souffre de douleurs chroniques et j'ai des séquelles physiques causées par l'événement.		
17. Ma relation de couple est en crise actuellement.		
18. Mes relations familiales ou amicales sont très insatisfaisantes.		
19. Mes relations au travail ou mon emploi sont hypothéqués actuellement.		
20. Je suis en deuil de quelqu'un qui est décédé lors de l'événement.		

Cotation du questionnaire

- Nombre de facteurs de stress présents avant le trauma : _____

- Nombre de facteurs de stress présents pendant le trauma : _____

- Nombre de facteurs de stress présents après le trauma : _____

Nombre de facteurs de stress au total sur 20 : _____

Plus votre nombre de facteurs se rapproche de 20, plus votre niveau de stress est intense et plus votre convalescence peut être difficile et longue.

Les facteurs déclencheurs
(présents lors de l'événement)

C'est l'événement traumatique qui déclenche et provoque les symptômes post-traumatiques. Certaines caractéristiques spécifiques de cet événement sont plus dévastatrices que d'autres et peuvent augmenter le nombre et la gravité des symptômes post-traumatiques. Ainsi, la **violence de l'événement et son potentiel de menace à la vie** ont été parmi les premières variables identifiées dans la littérature comme particulièrement néfastes pour la santé mentale. Ressentir intimement que l'on risque de mourir ou que l'on pourrait être grièvement blessé est une expérience terrifiante pour la grande majorité des gens.

Les **traumas interpersonnels**, c'est-à-dire les actes intentionnels causés par la main d'un autre être humain, sont davantage vécus comme traumatisants. Lors d'un événement interpersonnel (agression, séquestration, torture, etc.), on ressent cruellement le fait d'être totalement à la merci d'un autre être humain. On réalise aussi que cet événement *aurait pu être évité*, ce qui contribue à créer d'intenses réactions d'amertume et de révolte. Enfin, nos conceptions de la nature humaine et celles du bien et du mal sont alors totalement bouleversées, ce qui favorise le développement de symptômes post-traumatiques.

Les événements qui sont particulièrement **intrusifs** et où notre intégrité a été violée sont particulièrement dévastateurs. L'intégrité de la personne désigne son corps, son âme, ses frontières, son espace vital. Dans les cas d'agression sexuelle, la victime est attaquée dans ce qu'il y a de plus sacré, de plus intime. Ses frontières personnelles, c'est-à-dire son espace très privé, ont été profanées : il y a eu contact de l'agresseur sur les vêtements, sur le corps, sur des parties intimes. Il n'y a pas de pire profanation. Certaines victimes d'autres événements vont ressentir une impression similaire d'intrusion. Un homme qui a été battu grièvement, un enfant dont on arrache les vêtements, des parents qui entrent dans leur maison vandalisée peuvent ressentir cette impression de profanation et d'intrusion dans ce qu'ils avaient de plus personnel.

Les données indiquent aussi qu'un événement **imprévisible et incontrôlable** est associé à plus de séquelles post-traumatiques. On sait également que les événements impliquant de la violence **touchant des enfants** affectent plus gravement les témoins de ces événements. Un enfant représente souvent l'innocence, la candeur et la vulnérabilité. On est davantage bouleversé quand on apprend des accidents impliquant des enfants ou quand on est témoin d'actes de violence à leur égard. Qui a oublié l'attentat d'Atlanta au cours duquel une explosion terroriste a blessé des enfants d'une garderie du rez-de-chaussée de l'immeuble? Ces images nous ont bouleversés, la colère nous a submergés...

Vos **émotions** pendant l'événement semblent avoir un impact sur l'intensité de vos réactions post-traumatiques. De plus en plus d'études montrent que plus on a ressenti de la peur, de l'impuissance ou de l'horreur pendant l'événement, plus les symptômes post-traumatiques seront intenses par la suite. Un niveau intense de honte ou de culpabilité pendant l'événement est aussi corrélé à plus de séquelles post-traumatiques à long terme.

Dans le même sens, on sait que les **réactions dissociatives** pendant l'événement sont associées à des symptômes post-traumatiques plus graves par la suite. Pendant l'événement, certaines victimes ont l'impression que ce qui se passe est irréel, qu'elles sont dans un rêve ou dans un film. Quelques-unes perdent la notion du temps: elles ont l'impression que le temps passe très vite ou qu'il se déroule très lentement. D'autres se sentent complètement déconnectées, comme si elles étaient étrangères à cette situation. Ces réactions sont toutes dissociatives; on a souvent peur d'elles car on les prend pour un signe de folie ou pour un indice pathologique que quelque chose d'anormal se passe, en raison de leur caractère étrange et inhabituel. Or, on utilise ces réactions de façon inconsciente et instinctive afin de se protéger émotivement car l'événement est trop traumatisant. Elles nous aident à prendre une certaine distance émotionnelle vis-à-vis de l'événement. Elles nous aident à nous protéger des émotions trop fortes qui pourraient surgir en nous durant l'événement. Nous parlerons de ce type de réactions plus en détail au chapitre 5. Néanmoins, les données montrent que les victimes qui ont vécu des réactions dissociatives lors du trauma présentent souvent des symptômes post-traumatiques plus graves par la suite.

Par ailleurs, certaines **ressemblances** entre des caractéristiques de l'événement traumatique et des traumatismes antérieurs peuvent influencer grandement le développement de symptômes post-traumatiques. Par exemple, être impliqué dans une bagarre violente peut être particulièrement traumatisant pour un homme qui a été battu plus jeune. La douleur des dernières blessures, le regard haineux de son agresseur, les sentiments d'impuissance, de peur et d'intense vulnérabilité qu'il a vécus lors du dernier trauma ressemblent à ce qu'il a vécu lors des événements violents antérieurs. Cet homme présente beaucoup plus de risques de réagir fortement à ce dernier événement qu'un autre n'ayant pas vécu de violence auparavant. Un événement, qui peut sembler anodin de l'extérieur, peut donc jouer un rôle déclencheur majeur s'il est associé à des traumatismes antérieurs.

Enfin, certains auteurs ont distingué **deux types d'événements traumatiques**. Les événements de type I comprennent les événements isolés, imprévisibles, soudains et courts dans le temps; on inclut dans cette catégorie les désastres naturels, les accidents de voiture et les agressions. Ces événements vont davantage entraîner des symptômes post-traumatiques « typiques », soit des symptômes de reviviscences, d'évitement et d'hyperactivation.

Les événements de type II sont plus chroniques, répétitifs et davantage causés de façon intentionnelle par un autre être humain ; la violence conjugale chronique, l'inceste répétitif, le service militaire prolongé, la captivité en camps de concentration ou certaines expériences de coopération internationale dans des pays en guerre sont des exemples de ce type de traumatismes. À la différence des événements de type I, ces expériences sont vécues sur une longue période de temps. Elles impliquent souvent le fait d'être à la merci d'autres personnes, dans une situation de danger potentiel constant et chronique ; ce sont des expériences traumatiques répétitives. Ces événements risquent davantage de provoquer des souvenirs « troués » parce qu'on utilise des mécanismes de dissociation pour se protéger émotivement et tolérer l'horreur ou la peur pendant ces événements. Ils risquent aussi d'entraîner de plus forts sentiments de honte ou de culpabilité, une faible estime de soi ainsi que des difficultés relationnelles plus importantes.

Les facteurs prétraumatiques (présents avant l'événement)

Les facteurs prétraumatiques, présents, comme leur nom le dit, avant l'événement, ne peuvent pas en soi provoquer de symptômes post-traumatiques : ils peuvent seulement nous rendre plus fragiles dans le cas où nous sommes exposés à un traumatisme.

Ainsi, un événement traumatique n'arrive pas dans un terrain vierge : nous allons le percevoir et y réagir en fonction de toutes nos caractéristiques, de nos expériences passées, de nos traits de personnalité et de nos capacités d'adaptation personnelles. On sait que certains facteurs peuvent nous fragiliser, ce qui rend l'événement traumatique encore plus dévastateur. Ces facteurs ne sont que des indicateurs et ne s'appliquent pas nécessairement à tout le monde. Essayez seulement d'envisager ceux qui pourraient s'appliquer à vous.

Les **facteurs de stress** présents avant l'événement traumatique constituent un premier type de facteurs qui peut nous fragiliser ; pensons à une rupture ou à des tensions conjugales, à un stress financier, à une condition physique défaillante, à une perte d'emploi, à un deuil, à un épuisement professionnel, à un milieu de travail empreint de tensions, par exemple. Il est normal que ces facteurs de stress contribuent à affaiblir nos résistances ou nos mécanismes d'adaptation. Lorsqu'on vit un ou plusieurs de ces facteurs avant un événement traumatique, on est déjà fragilisé, épuisé, à bout de nos ressources et l'impact de l'événement n'en est que plus dur.

Dans la même veine, des **symptômes dépressifs, anxieux ou d'abus de drogue ou d'alcool** présents avant le traumatisme peuvent aussi nous fragiliser. Subir un événement traumatique constitue déjà une expérience difficile lorsque nous sommes en forme, alors son impact est d'autant plus important si notre condition psychologique est ébranlée au départ.

Les **traumatismes antérieurs** (violence familiale, inceste, agression sexuelle, accidents de voiture, expériences de combat militaire, etc.) peuvent aussi constituer des facteurs fragilisants, surtout si ceux-ci étaient graves et qu'ils se sont produits en bas âge. En ce cas, le dernier événement traumatique fait souvent remonter des symptômes (souvenirs récurrents, rêves, comportements d'évitement, anxiété) et des émotions (détresse, sentiment de vulnérabilité, terreur) qui sont reliés au traumatisme antérieur et qui n'ont jamais été intégrés auparavant. Cette conjonction aggrave souvent la réaction post-traumatique actuelle.

Notre **façon antérieure de concevoir la vie, le monde et les gens** peut aussi influer sur la gravité de notre réaction à un événement traumatique. On sait que les personnes qui croyaient fortement en un monde juste (un monde qui récompense les bons et punit les gens malhonnêtes ou méchants) sont particulièrement ébranlées par l'événement traumatique. De la même façon, celles qui avaient tendance à faire confiance facilement, qui considéraient la nature humaine comme foncièrement bonne avant l'événement traumatique, souffrent davantage de symptômes post-traumatiques que les autres. Pourquoi ? Parce que pour ces individus, l'événement traumatique est un choc immense : il confronte de plein fouet des conceptions de base face à la vie et au monde. La vision du monde comme un endroit sécuritaire, la vision de la vie comme empreinte de justice sont totalement remises en question : l'événement est profondément injuste, méchant, néfaste et complètement insensé. L'écart entre nos conceptions avant l'événement et la signification de celui-ci va influencer énormément la gravité des symptômes post-traumatiques (nous y reviendrons au chapitre 8).

Vivre un événement traumatique est plus difficile pour certaines victimes que pour d'autres. Certaines **exigences envers soi-même** jouent un rôle dans notre acceptation de nos réactions lors de l'événement et dans nos symptômes post-traumatiques. Certaines personnes sont particulièrement dures face à elles-mêmes dans leur vie en général ; elles ont des attentes élevées quant à leur performance, à ce qu'elles «devraient» faire et à la façon dont elles «devraient» réagir. Lorsqu'elles souffrent, ces victimes considèrent souvent que c'est un signe de faiblesse et elles s'en blâment. Pourtant, cette dureté nuit à leur récupération post-traumatique ; elle a souvent l'effet inverse de celui recherché, car elle maintient, ou même aggrave, leurs symptômes et allonge leur convalescence.

Un exemple que j'utilise souvent est celui du chêne et du roseau. Vous connaissez sûrement cette fable qui les compare. Le chêne est droit, solide et massif. Il ne plie pas, il est ferme et dur. Il est aussi très fier de sa majesté et se dresse vers le ciel. Bien des gens s'efforcent d'être des chênes toute leur vie : ils se sentent le devoir d'être solides. Certains d'entre eux ont dû très jeunes être des adultes et le pilier de leur entourage. Ils avaient l'impression de ne pas avoir le droit d'être enfants, de se laisser aller, d'être insouciants, et se sont identifiés à ce rôle qui est devenu une seconde nature : ils s'efforcent de garder le contrôle, de rester solides et quand ils y réussissent, ils se sentent valorisés. L'opinion des autres est souvent très importante pour eux, et ils sont fiers de l'image de solidité ou de performance qu'ils projettent. Ils jouent aussi souvent le rôle de confident, de sauveur ou de pilier vis-à-vis des autres. Et pourtant, ils ne se permettent pas de se confier, de pleurer en présence d'autrui ou de se montrer vulnérables.

Le roseau, lui, est bien différent : il est beaucoup moins impressionnant. Il est léger, agile et décontracté. Sous la pluie, sous le vent, il plie parce qu'il est flexible et cela le gêne moins. Il ressent moins de pression à se prouver ou à donner une image parfaite de lui. Ses expériences passées lui ont permis de sentir qu'il pouvait souffrir et demander de l'aide à autrui sans se faire blesser.

Quand arrive une tempête, le chêne et le roseau ont des attitudes très différentes. Sous l'orage, le roseau s'agite et plie, mais il se redresse ensuite. Le chêne, lui, n'est pas aussi souple : il va tenter de rester fort, mais si les vents sont trop violents, il va se casser, se fendre ou même tomber. Le traumatisme agit souvent de la même façon que la tempête : chez les personnes qui se sont toujours efforcées de garder le contrôle, de projeter une image de solidité ou de perfection, l'événement traumatique est plus dévastateur.

De plus, notre **conception des émotions** joue un rôle important dans notre récupération à la suite du trauma. Certaines personnes considèrent les émotions comme des signes de faiblesse, presque comme des états qui ne servent à rien et dont il faut se débarrasser. Elles ont peine à accepter leurs émotions et à se donner le droit de les vivre. À la longue, elles ont de plus en plus de difficultés à les reconnaître et à les nommer. À la suite d'un événement traumatique, cette tendance peut être dangereuse. En effet, les émotions jouent le rôle d'un système d'alarme : elles nous avisent que quelque chose ne va pas. Les personnes qui sont peu en contact avec leur vie émotionnelle au quotidien n'ont plus accès à ce système d'alarme : elles minimisent leurs émotions provoquées par l'événement et les mettent de côté. Ce n'est que lorsque celles-ci affectent gravement leur fonctionnement (et encore !)

qu'elles vont accepter de reconnaître qu'elles sont touchées et qu'elles ont besoin d'aide. Cette conception des émotions rend beaucoup plus ardue l'acceptation des symptômes post-traumatiques. Nous allons voir au chapitre 7 comment ces réactions et ces symptômes sont pourtant normaux.

Les facteurs de maintien (présents après l'événement)

Certains éléments présents après l'événement peuvent maintenir ou même aggraver nos réactions post-traumatiques : ce sont les facteurs de maintien.

Le **soutien de l'entourage** est souvent crucial dans la convalescence post-traumatique. Après un événement traumatique, on est fragile. On se sent souvent démuni et confus. Le soutien de l'entourage prend donc une grande place dans notre convalescence. Il peut être émotionnel (écouter, essayer de comprendre, donner de l'affection, de la tendresse, etc.) ou plus « technique » (donner des conseils, prêter de l'argent, rendre des services, etc.). Un manque de soutien ou des comportements carrément négatifs (des critiques, du blâme, un manque de compréhension et d'empathie ou des comportements hostiles, contrôlants, intrusifs ou stressants) peuvent aggraver nos symptômes.

Les études montrent que les symptômes des victimes ne recevant pas de soutien positif et subissant des réactions négatives sont significativement plus élevés et durent plus longtemps que chez les autres victimes ayant pourtant vécu le même événement traumatique. L'impact du soutien est d'autant plus important que celui-ci est prodigué par l'entourage immédiat (conjoint et famille). Nous allons explorer plus à fond la réaction de l'entourage au chapitre 6. Le chapitre 12, pour sa part, s'adresse entièrement aux gens qui vous entourent et qui veulent vous aider.

Les **poursuites judiciaires ou criminelles** après le traumatisme constituent souvent une épreuve supplémentaire qui peut maintenir vos symptômes ou entraîner davantage de reviviscences de l'événement. Les procédures (longues et ardues) peuvent être éprouvantes et frustrantes. Le fait de devoir témoigner en public et de revenir sur des moments douloureux peut faire remonter des souvenirs pénibles, des émotions liées au trauma et des images de l'événement. De plus, le système judiciaire actuel est organisé pour donner le maximum de bénéfice du doute aux responsables potentiels du traumatisme, ce qui peut vous paraître injuste ou méprisant. Ce sentiment d'injustice ou de révolte peut aggraver vos symptômes post-traumatiques.

La **façon dont la société juge le traumatisme** affecte aussi notre convalescence. Certaines victimes souffrent très profondément de préjugés importants à leur égard et ont honte de discuter de ce qu'elles ont vécu avec leur entourage. Elles peuvent être blessées d'entendre des jugements durs à l'endroit d'autres victimes qui ont vécu la même chose qu'elles. Certaines peuvent avoir l'impression qu'elles sont « souillées », que ce qu'elles ont vécu les rend « sales » ou dans une classe inférieure. D'autres peuvent avoir l'impression que les gens pensent qu'elles ont provoqué ce qui s'est produit ou qu'elles en sont responsables, ce qui est faux. Les préjugés vont renforcer leur dévalorisation, leur retrait social et leur honte, ce qui peut aggraver ainsi les symptômes post-traumatiques. À l'inverse, le fait qu'un traumatisme est vécu collectivement (les inondations au Saguenay, la fusillade de Polytechnique, les attentats du 11 septembre) entraîne une plus grande cohésion sociale et des gestes publics de reconnaissance (monuments, titres de héros aux rescapés, cérémonies publiques de deuil) qui peuvent faciliter le deuil et diminuer la honte, l'impression de solitude ainsi que les préjugés face à ce qui s'est produit.

Les **séquelles physiques** constituent un autre élément qui peut maintenir ou aggraver les symptômes post-traumatiques. Perdre l'usage d'un membre, souffrir de brûlures, être paralysé, souffrir de séquelles d'un traumatisme

crânien, endurer la douleur d'un mal de dos chronique, tout
cela rend la convalescence plus pénible. Le travail est
double : s'adapter psychologiquement à l'événement traumatique et apprendre à vivre avec des séquelles physiques
qui affectent notre mobilité, nos capacités et notre qualité de
vie. De plus, ces séquelles restent des rappels constants de
l'événement traumatique. L'événement demeure très présent, de sorte qu'il est difficile de le « digérer » et de l'assimiler à notre passé.

Les symptômes post-traumatiques sont pénibles pour
nous-mêmes, mais ils peuvent aussi rendre nos relations avec
notre entourage très difficiles. L'**impact négatif du trauma
sur les relations** familiales, conjugales ou sociales (divorce,
rupture amoureuse, conflits familiaux, dislocation du réseau
d'amis) sont des facteurs de stress qui s'ajoutent au stress
engendré par l'événement. De la même façon, les **conséquences professionnelles négatives** des symptômes post-
traumatiques, par exemple la perte d'emploi entraînée par
les difficultés de concentration, l'échec d'une transaction
importante en raison de l'irritabilité post-traumatique, la
perte de revenus, la baisse de la productivité ou l'absen-
téisme élevé, constituent des facteurs de stress importants
qui peuvent maintenir ou aggraver les symptômes.

Enfin, certaines victimes doivent vivre un **processus
de deuil** en plus de souffrir déjà de symptômes post-
traumatiques, ce qui complique sérieusement leur convalescence. Ainsi, la perte d'un être cher décédé lors du même
incendie, la mort d'un enfant dans l'accident, le décès de la
passagère du véhicule que l'on a heurté, provoquent des
symptômes de deuil, de dépression qui vont compliquer
notre rétablissement et aggraver notre détresse.

« Et maintenant, qu'est-ce que je fais ? »

Nous avons vu dans les dernières sections comment les symptômes post-traumatiques découlent de la conjonction de
trois types de facteurs : déclencheurs, prétraumatiques et de

maintien. Maintenant, tentez de considérer quels sont les facteurs qui s'appliquent à vous. Essayez d'envisager votre « *conjonction de facteurs personnelle* » afin de faciliter votre compréhension de vos réactions post-traumatiques. Certains facteurs présents pendant l'événement ont-ils aggravé votre réaction ? Y a-t-il, selon vous, des facteurs qui maintiennent actuellement votre détresse ? Quels facteurs ont contribué à vous fragiliser et à rendre l'événement encore plus dévastateur pour vous ?

À ce stade-ci, vous vous êtes sûrement questionné face à votre réaction post-traumatique. Vous avez peut-être même déjà appris certaines choses sur vous-même. Vous connaissez mieux ce qui déclenche et maintient les séquelles post-traumatiques. Vous êtes déjà en train de surmonter l'événement traumatique et de tenter de vous réapproprier votre vie...

CHAPITRE 5

Comprendre les réactions
que j'ai eues lors de l'événement

«Pourquoi ai-je agi ainsi ?!», «Je ne peux pas croire que j'ai fui !», «Tout le monde me dit que j'aurais dû me défendre lors de l'agression», «Cela aurait été tellement mieux si j'avais au moins crié!», «J'aurais dû le désarmer à ce moment-là, il était occupé à autre chose, cela aurait été possible», «J'ai perdu le contact avec la réalité, je me sentais détaché, c'était tellement bizarre!».

Comment s'expliquer les réactions qu'on a eues au cours d'un événement traumatique? Sont-elles normales? Y a-t-il des réactions habituelles courantes? Pourquoi se blâme-t-on de ces réactions?

On juge souvent très négativement et très sévèrement les comportements qu'on a manifestés *lors* de l'événement traumatique. Il est si facile (pour la victime ou pour les membres de son entourage) de juger les gestes qui ont été faits à ce moment-là. Pourtant, ce jugement comporte plusieurs biais: c'est ce qu'on appelle le jugement *a posteriori* ou le jugement après le fait. Nous verrons aussi au chapitre 6 en quoi ce jugement est biaisé, mais voyons tout de suite certains de ses aspects.

Tout d'abord, quand nous jugeons nos actions passées, c'est que nous sommes alors au courant du déroulement et des conséquences de l'événement traumatique (*«Il y a des blessés dans la voiture de l'autre conducteur»*, *«Le feu ne va se propager qu'à cette portion de l'édifice»*, *«L'agresseur va tirer sur moi mais il ne me blessera pas»*, *«Mes collègues vont être blessées»*). Notre évaluation des comportements que nous avons manifestés lors de l'événement se fait donc à partir d'informations que nous *ne possédions pas* au moment de ces actions. Cette évaluation est donc profondément biaisée. Cela signifie que des gestes qui étaient parfaitement justifiés et légitimes dans le contexte de l'événement peuvent sembler inappropriés à la lumière d'informations que nous apprenons plus tard. Juger de nos actions à la lumière de ces informations est donc profondément injuste.

De plus, nous faisons cette évaluation de nos actions alors que notre état émotionnel est *complètement* différent de celui qui était le nôtre lors de l'événement: nous nous sentons maintenant plus en sécurité, plus calme, en pleine capacité de nos habiletés cognitives. Or, lors de l'événement, nous avons dû réagir en une fraction de seconde sous l'influence de la terreur, de l'horreur ou de la surprise absolue. Ces émotions ont, elles aussi, contribué à faire en sorte que nous réagissions de telle ou telle façon. Maintenant que nous sommes sortis de cet état émotionnel, il est plus difficile d'imaginer à quel point il nous a influencés.

Conséquemment, il est beaucoup plus facile de blâmer nos comportements *a posteriori*. Sans compter que le mythe de Rambo est souvent très présent dans nos sociétés et qu'à force de voir de tels films, on s'imagine qu'il aurait été possible que l'on adopte de tels comportements. Mais c'est impossible! Les comportements manifestés au moment de l'événement constituent des réactions de protection instinctives, viscérales, impulsives et extrêmement puissantes. En fait, ces comportements, quels qu'ils soient, ont été les *meilleurs* dans les circonstances.

Il est vraiment important que vous preniez conscience que *vous avez fait tout ce que vous pouviez faire de mieux à ce moment-là, et que nous n'aurions probablement pas fait autre chose à votre place.* Vous avez fait ce que vous pouviez. Et *vous avez agi en être humain.* Voici quelques-unes des réactions possibles.

« J'ai eu tellement peur! »

Il est vraiment difficile pour quelqu'un qui n'a jamais vécu d'événement traumatique d'imaginer l'intensité et la force de la peur vécue dans de telles circonstances. En fait, plusieurs peurs très puissantes sont présentes: peur de mourir, peur d'être violée, peur d'être grièvement blessé, peur pour la sécurité de quelqu'un d'autre, etc.

Ces peurs sont *extrêmement* intenses. Elles peuvent s'accompagner de symptômes d'anxiété très forts: palpitations, sueurs froides, difficulté à respirer ou panique. Ce qu'il faut comprendre, c'est qu'à ce moment-là, on ressent une menace grave à sa vie ou à son intégrité physique. Ce sont des peurs qui ne ressemblent en rien à nos petites inquiétudes de la vie quotidienne... Ce sont des peurs vitales, viscérales. Face à ces menaces graves, le corps réagit en se mettant en mode instinctif. C'est une question de survie.

Ce mode instinctif va donc nous pousser à adopter des comportements de survie: rester paralysé, fuir, crier, pousser les autres afin de sortir, se jeter par terre, etc. Ces réactions peuvent sembler illogiques *a posteriori*. Cependant, elles avaient une fonction protectrice très puissante lors du traumatisme et ce n'est pas pour rien que notre organisme les a choisies. La peur est une réaction saine. Notre vie ou notre intégrité physique fondamentale étaient en jeu et tout notre être a réagi de manière à nous protéger.

« J'ai été tellement surpris! Jamais je n'aurais cru que cela pouvait m'arriver »

Un événement traumatique est totalement imprévisible et souvent exceptionnel. Avant que nous vivions une telle situation, le monde était pour nous un endroit sécuritaire avec des règles strictes. L'événement va profondément à l'encontre de notre vision du monde et de la vie, et cela influence beaucoup nos réactions d'intense surprise lorsqu'il se produit : *« Comment est-ce possible ? »*, *« Non, c'est pas vrai ! »*, *« Ça se peut pas ! »*, *« Ça pouvait arriver, oui, mais pas à moi ! »*.

En raison de cette surprise intense, on peut rester hébété, confus et figé, réactions qui sont assez courantes lors d'un événement traumatique. Pendant le court laps de temps où il a lieu, notre système doit prendre de nombreuses minutes simplement pour assimiler ce qui est en train de se passer. C'est trop incroyable, c'est trop violent, c'est trop soudain, ou trop injuste, ou trop horrible, ou tout simplement impensable qu'une telle chose se produise ! La surprise est énorme. Cet événement ne correspond en rien à ce qu'on prévoyait, à ce qui est « censé être », à notre système de valeurs. Cette surprise intense nous fige complètement, elle nous paralyse, elle peut nous rendre confus, tout simplement parce qu'il est impossible à ce moment-là d'analyser, de comprendre, de mesurer ce qui se passe. Réagir instantanément à cet événement qui ne fait pas partie de notre vision du monde et de la vie est extrêmement difficile.

« J'ai figé ! »

Combien de fois n'ai-je pas entendu ces blâmes : *« Comment ai-je pu ne pas réagir ! »*, *« Pourquoi je ne me suis pas défendu ? »*, *« J'aurais dû lui donner un bon coup de poing ! »*, *« Je me sens lâche, passif, faible de n'avoir rien fait ! »*, *« C'est comme si j'avais été totalement paralysée ! »*.

Disons-le tout de suite : un très grand nombre de victimes figent durant l'événement traumatique, que celui-ci soit une agression, un accident ou un désastre naturel. En fait, ce qu'il faut comprendre, c'est qu'un événement traumatique est, par essence même, totalement imprévisible, totalement inattendu. Le choc de la surprise est énorme : une situation que nous n'avions jamais vraiment envisagée se produit! On n'a aucune expérience face à cela. En aucune façon on n'a pu se préparer à ce qui se passe. Cette surprise entraîne souvent une paralysie. On se retrouve hébété par le choc.

De plus, l'événement est, la plupart du temps, extrêmement rapide, voire foudroyant : pas de place pour la réflexion, pour l'analyse de la situation, pour la prise de décision. En ce sens, il constitue un amas d'informations considérable qu'on ne peut analyser immédiatement. On est obligé d'y répondre en un éclair, alors que les émotions sont en ébullition, qu'on ne sait pas ce qui se passe vraiment, qu'on n'a aucune idée de la façon dont cela va se terminer... On est figé par ce qui arrive.

Ces caractéristiques contribuent à faire en sorte qu'on « gèle sur place » souvent pendant l'événement traumatique : on fige alors qu'un agresseur nous attaque, on fige alors qu'on est témoin d'un accident de voiture et qu'on se sent incapable de faire quoi que ce soit, on fige pendant un incendie sans être capable de trouver les sorties de secours, on fige après une explosion alors qu'on reste, hébété, sur les lieux... Le corps est pétrifié par ce qui se passe. La surprise est trop grande ; le danger, trop menaçant. Cette réaction est souvent une réaction de survie.

D'autre part, comment réagir ? Le fait de blesser quelqu'un, même si c'est pour se défendre, ne fait pas partie de notre système de valeurs et viole plusieurs tabous de notre société. On est élevé dans une optique de respect des autres avec des règles de civisme renforcées depuis l'enfance. Nous pouvons difficilement nous transformer en personnes agressives en une fraction de seconde et adopter des comportements (fussent-ils de survie) contraires à ce que nous étions quelques secondes auparavant. Donner un coup de poing, mettre ses doigts dans l'œil de quelqu'un, esquiver une attaque, réagir au bout d'une arme sont des choses qu'on ne fait jamais dans la vie quotidienne et que plusieurs personnes (surtout les femmes) n'ont jamais fait de leur vie. Comment

imaginer réalistement qu'elles puissent, en quelques secondes, adopter ces comportements? Il est extrêmement difficile de réagir instantanément et avec violence à un
événement qui ne fait pas partie de notre vision du monde et
de la vie.

Certaines victimes se blâment beaucoup plus que les
autres de ce type de comportement; les hommes en général
se sentent très humiliés par cette réaction. Il faut dire que
notre société attend beaucoup des hommes qu'ils réagissent
très adéquatement, en état de parfaite maîtrise de soi lors
d'un tel événement. Les films hollywoodiens à la Rambo ont
concrétisé ce mythe de l'homme-héros, du *superman* capable
de sauver la situation ou de se défendre avec succès. Ce
mythe entraîne beaucoup de culpabilisation chez les hommes
victimes de traumatisme ou d'humiliation parce qu'ils n'ont
pas répondu «en homme» à une agression. De la même
façon, les professionnels qui ont l'habitude de se trouver en
position de «sauveurs», notamment les ambulanciers, les
médecins, les policiers et les pompiers, acceptent très difficilement de s'être trouvés dans une situation où ils se sont
sentis paralysés ou impuissants. Ils sont souvent très sévères
face à leurs réactions de paralysie: *«Je savais pourtant quoi
faire, j'aurais dû réagir mieux qu'un autre!»* Ils oublient pourtant que, peu importe leur métier, ils demeurent après tout
des humains. Et qu'être humain, c'est, intrinsèquement,
réagir avec émotion.

«J'ai fui!»

*«Je ne me pardonnerai jamais d'avoir tout de suite quitté les lieux de
l'accident. Quand je suis revenu, les ambulanciers étaient arrivés,
mais peut-être aurais-je pu faire quelque chose avant...»*, *«Je suis
sortie de l'usine en feu sans même penser à m'occuper de mes con-
frères, je me blâme tellement de les avoir oubliés sur le coup!»*,
*«Quand j'ai entendu les coups de feu et que l'agresseur m'a demandé
de sortir de la pièce, je suis sorti en laissant mes parents dans la
salle!».*

La fuite est une réaction commune lors d'un événement traumatique. Elle s'explique par deux éléments : d'abord, la peur intense, la terreur même que l'on ressent lors d'un événement traumatique sont plus fortes que tout et relèguent au second plan tout le reste. La fuite constitue un mécanisme de survie instinctif, viscéral, qui n'a rien de rationnel ni de logique. Ensuite, il ne faut pas perdre de vue que ce geste a souvent été utile dans le passé en d'autres circonstances et qu'il a donc été renforcé. Il peut déjà avoir été utile de fuir une situation dangereuse. Par exemple, on a bien fait de s'écarter du barbecue quand il a fait des flammèches. Il a été approprié de faire un écart quand cette voiture a glissé vers vous. N'oublions pas que notre corps est programmé pour notre survie et que cet instinct sert à nous protéger.

Quand on panique, c'est l'instinct de survie qui entre en jeu. La force de cet instinct vers la vie est immense et peut nous pousser à tous les comportements. Cette force vitale, qui est essentielle, utile et saine, nous pousse à nous éloigner à tout prix d'un danger menaçant. Cela peut nous faire choisir de fuir une situation qui menace notre vie ou notre intégrité physique. Et la survie peut être beaucoup plus forte que les conventions ou la politesse, ce qui peut nous faire choisir des comportements socialement mal vus mais biologiquement très adaptés...

« J'ai perdu la carte. Tout semblait irréel »

« J'avais l'impression que j'étais spectateur de ce qui m'arrivait », « Je me suis sentie comme flotter au-dessus de la scène », « J'avais l'impression d'être sur le pilote automatique », « On dirait que l'événement se déroulait super lentement, comme un film au ralenti », « Je me suis senti perdu, désorienté et confus pendant l'événement ».

Ces expériences et ces sensations sont assez courantes. Pourtant, parce qu'elles semblent étranges, qu'elles impliquent un autre type de contact avec la réalité, elles font peur ou sèment le doute : *« Étais-je en train de devenir fou ? »*

En fait, il s'agit de réactions dissociatives: le choc de l'événement, notre grande surprise et notre peur intense poussent notre système psychologique à se protéger et cette protection prendra la forme d'une perte ou d'une modification momentanée du contact avec la réalité. Ces réactions dissociatives ont pour fonction de nous sauvegarder des états émotionnels trop intenses. Elles nous aident à prendre une distance vis-à-vis de l'événement traumatique qui est en train de se produire, et cela vise à nous redonner un certain sentiment de sécurité.

Ces réactions dissociatives peuvent prendre deux formes: notre *corps* semble déformé («*Je sentais mes bras devenir très lourds*», «*Je me sentais flotter et marcher de façon très légère*») ou la *réalité* semble déformée («*Je voyais le policier qui me demandait mes papiers comme s'il était loin, loin dans un tunnel, et sa voix était déformée*», «*J'avais l'impression que les gens passaient très rapidement autour de moi sans me voir*»). Il est important de réaliser que ces réactions sont temporaires et n'entraînent aucune séquelle à long terme. À l'inverse de ce que les victimes croient souvent, elles ne sont pas un signe de folie, de maladie mentale ni d'anomalies cérébrales. Elles ne font que témoigner du choc intense qu'a été l'événement.

«J'ai ressenti le pouvoir de quelqu'un d'autre sur ma vie»

Nous aimons croire que nous sommes maîtres de notre destinée dans le quotidien et que nous avons le contrôle sur notre vie et sur ce qui nous arrive. Nous acceptons déjà difficilement les obligations et les contraintes déterminées par les circonstances extérieures (horaire fixé par la compagnie, par l'école des enfants, modalités d'embauche ou d'admission, conditions de travail, conditions météorologiques, etc.), car nous sentons qu'elles briment notre liberté. Imaginez le choc ressenti quand quelqu'un s'arroge un pouvoir majeur sur notre vie ou notre intégrité physique!

Les vols à main armée, les agressions physiques ou sexuelles, la torture, l'intimidation sont quelques exemples de situation où le pouvoir de l'agresseur se fait particulièrement sentir. Dans ce type de traumatisme interpersonnel, on peut ressentir de façon extrêmement douloureuse ce pouvoir que s'arrogent les agresseurs : pouvoir de vie ou de mort, pouvoir de blesser gravement, d'humilier, d'insulter, de terroriser, de séquestrer, etc.

Les émotions reliées à l'expérience du pouvoir exercé par un autre être humain sont très intenses et douloureuses. Les manifestations de ce pouvoir peuvent entraîner chez nous des sentiments intenses de colère et de rage. Elles peuvent aussi provoquer du dégoût et des nausées ou des vomissements à la suite de l'humiliation ressentie ou du sentiment d'être à la merci d'autrui. On peut également conserver un désir de vengeance et entretenir des fantasmes de torture face aux responsables de l'agression.

« Je continue à me blâmer de ce que j'ai fait lors de l'événement »

Si, malgré les informations de ce chapitre, vous continuez à vous blâmer de ce que vous avez fait (ou de ce que vous n'avez pas fait) lors de l'événement, rappelez-vous que vos comportements, *quels qu'ils aient été*, ont été les meilleurs dans les circonstances. *Vous avez fait ce que vous pouviez faire de mieux à ce moment-là.* Nous n'aurions probablement pas fait autre chose à votre place...

Si vous vous blâmez encore de vos comportements *humains* lors de l'événement traumatique, demandez-vous d'abord si vous vous rendez service en vous blâmant ainsi. Êtes-vous en train de vous punir inutilement et de façon excessive ? Cette dureté envers vous-même vous sert-elle ? Est-ce utile ? Est-ce que cette attitude vous aide à surmonter le traumatisme, à votre avis ? Ce blâme peut-il avoir une autre fonction ? Êtes-vous en train de vous punir de ce qui s'est passé ? Est-ce une façon pour vous d'« expier » ce que vous avez fait et de «racheter votre faute»? Vous punir est-il vraiment nécessaire? N'avez-vous pas déjà assez souffert du trauma pour ne pas, en plus, vous rajouter du stress? Si c'est le cas, quand considérerez-vous que ce blâme a assez duré? Quand aurez-vous «purgé votre peine»?

Pourquoi ne pas profiter de l'expérience de ce traumatisme pour tenter de développer un peu plus d'indulgence envers vous-même? Pourquoi ne pas considérer la possibilité de réviser votre jugement à votre égard? De toute façon, que vous vous blâmiez ou pas, personne ne peut plus rien changer à ce que vous avez fait ni à ce qui s'est passé. Le mieux que vous puissiez faire, c'est de vous donner les moyens pour mieux vous adapter actuellement et de tenter de réapprivoiser la vie. Pour vous aider, vous pouvez vous reporter au chapitre 8, où nous verrons quelles sont les pensées qui peuvent être associées au jugement des actions effectuées pendant le traumatisme et comment ces pensées peuvent entraîner sinon maintenir les symptômes post-traumatiques.

CHAPITRE 6

Pourquoi les autres réagissent-ils ainsi envers moi?

Après avoir vécu un événement traumatique, nous nous tournons souvent vers ceux qui nous entourent: notre conjoint, notre famille, nos amis et nos collègues. Or, ceux-ci sont souvent aussi en détresse que nous: détresse de voir ce qui nous est arrivé, tristesse de voir que cela affecte notre quotidien, impuissance à nous aider, incompréhension face à nos symptômes, incertitude envers le processus thérapeutique, etc.

Plusieurs membres de notre entourage ont de la difficulté à comprendre ce qui s'est passé et certains peuvent nous blâmer ou nous faire porter la responsabilité de l'événement ou de nos réactions. C'est souvent très blessant et très douloureux pour nous. Comment comprendre que des gens autrefois aimés et aimants puissent nous faire porter la responsabilité du pire événement de notre vie? Comment s'expliquer qu'ils nous blâment de nos symptômes? Faut-il voir leur réaction comme un rejet? Sont-ils tous devenus méchants, insensibles et égoïstes? Comment comprendre qu'ils puissent être quelquefois si blâmants, alors que c'est de tout le contraire que nous avons besoin actuellement?

« On me blâme d'avoir causé l'événement traumatique »

Plusieurs études ont mis en évidence le fait qu'on blâme fréquemment les victimes de ce qui leur est arrivé. Pourquoi? Comment expliquer que les autres blâment les personnes qui ont subi un viol, une agression physique ou un accident? Des données de recherche nous permettent de mieux comprendre ce phénomène. Nous savons ainsi que blâmer la victime du viol, de l'agression ou de l'accident qu'elle vient de subir a une **fonction protectrice** pour l'entourage: inconsciemment, cela leur permet de conserver intacte leur vision que le monde est un endroit sécuritaire. Cela leur permet aussi de conserver leur sentiment d'invulnérabilité et de sécurité.

Tout individu qui n'a jamais vécu d'événement traumatique entretient une impression inconsciente d'invulnérabilité personnelle. Cette impression se manifeste souvent par une tendance à sous-estimer les événements négatifs qui pourraient lui arriver. Le fait d'affirmer que ce sont vos comportements avant l'événement ou certains traits de votre personnalité qui sont responsables du traumatisme permet à vos proches de préserver intact ce sentiment d'invulnérabilité et de conserver l'illusion qu'une telle chose ne peut leur arriver à eux: *«Si mon neveu a eu un accident, cela doit être parce qu'il conduit mal. Moi, je conduis bien, donc cela ne m'arrivera pas.»* Cela leur permet de penser qu'ils restent en sécurité parce qu'ils ne font pas les mêmes gestes que ceux de la victime. Ils se sentent ainsi protégés du malheur. Ce qu'ils oublient, c'est que la grande majorité des victimes ont subi un traumatisme simplement parce qu'elles étaient à la mauvaise place, au mauvais moment; voilà une conviction dérangeante, car elle sous-entend qu'ils pourraient eux-mêmes subir un tel traumatisme.

Votre entourage et les gens en général *ne* mettent *pas* en place, de façon volontaire, ce processus inconscient de blâme. Ils adoptent cette attitude parce qu'il est pour eux trop difficile de considérer qu'ils pourraient vivre une telle situation, quoi qu'ils fassent... La majorité des gens trouvent très insécurisant de penser qu'un événement traumatique est dû au hasard ou à la société. Cela implique, en effet, qu'un tel événement peut arriver à n'importe qui, n'importe quand, peu importe ce qu'ils font ou ce qu'ils sont. Il s'agit aussi d'une explication insécurisante parce qu'elle ébranle la vision d'un monde bon et juste. Non, le monde n'est pas totalement bon et des événements traumatiques peuvent arriver à n'importe qui, n'importe quand. Or, cette conception est très peu nord-américaine: nous avons tendance à croire qu'avec de la volonté, nous pouvons tout contrôler. C'est le royaume du «*Si tu veux, tu peux*» et cette conception contribue à renforcer le blâme face aux victimes, parce qu'on refuse de penser que certaines choses sont hors de notre contrôle.

Tentez de vous reporter à votre conception des événements traumatiques avant que vous en subissiez un. Aviez-vous aussi l'impression que ce qui arrivait aux autres devait, quelque part, être causé par ce qu'ils avaient fait? Aviez-vous aussi l'impression que les victimes étaient, en partie du moins, responsables de ce qui leur était arrivé? Vous pouvez peut-être saisir à quel point cette tendance est forte. Heureusement, elle l'est beaucoup moins que par le passé et, de plus en plus, une conscientisation sociale favorise la reconnaissance de ce que les victimes vivent, et ce, sans les blâmer.

Ainsi, la première chose que vous puissiez faire, c'est d'abord de ne pas vous blâmer vous-même. Ensuite, tentez de mieux comprendre que c'est souvent inconsciemment que votre entourage agit de cette façon parce que ce que vous avez vécu est menaçant et dérangeant pour eux.

«On me blâme d'avoir réagi ainsi lors de l'événement»

Parallèlement au blâme concernant la cause de l'événement, les victimes se sentent souvent blâmées pour les comportements qu'elles ont manifestés lors de l'événement.

Pour comprendre pourquoi votre entourage ou la société réagit de cette façon, il convient de revenir sur les erreurs de jugement qui découlent de l'évaluation *a posteriori*, c'est-à-dire à l'évaluation *après* le fait.

Comme il a été mentionné au chapitre précédent, il est toujours plus facile de juger d'actions passées, et ce, pour trois raisons. Premièrement, parce qu'après l'événement, on **possède des données** concernant le déroulement et les conséquences de l'événement traumatique, données qui n'étaient pas disponibles au moment où vous avez fait vos gestes. Il est alors très difficile pour les gens de faire abstraction de ces renseignements pour se mettre dans la même situation que vous lors du trauma. Au moment de l'événement, par exemple, une victime peut ne pas savoir que l'arme braquée sur elle n'est pas un vrai revolver. Si elle apprend cette information par la suite, elle aura peut-être tendance à se reprocher de ne pas avoir osé se défendre ou de ne pas avoir pris la fuite. Il sera difficile pour elle ou les membres de l'entourage de faire abstraction de cette information et de se remettre dans sa peau, à savoir qu'elle était vulnérable sous la menace d'une arme à feu.

Deuxièmement, parce que **notre état émotionnel actuel est très différent** de celui que nous éprouvions lors de l'événement. Si on peut juger des actions passées, c'est qu'on est en vie ! Or, plusieurs victimes doivent réagir alors que leur vie est carrément en danger et qu'elles doutent pouvoir s'en sortir. Après l'événement, on ne ressent plus avec la même intensité la terreur, la peur, la surprise, l'horreur qui étaient pourtant omniprésentes lors de l'événement et qui ont alors influencé nos actions. Les gens minimisent la puissance de ces émotions quand ils sont confortablement assis et en sécurité chez eux pendant qu'ils évaluent des actions posées par quelqu'un d'autre dans le passé.

Troisièmement, parce que nous avons tendance *a posteriori* à **minimiser certains éléments** présents lors de l'événement, notamment l'atmosphère entourant l'événement, le regard de l'agresseur, le ton de sa voix, les pressentiments que nous avons eus à certains moments selon notre intuition, les idées qui nous ont traversé l'esprit, les émotions que nous avons ressenties (terreur, peur, confusion, colère, etc.). Tous ces éléments peuvent avoir influencé le choix des actions que nous avons posées. Pourtant, lorsque quelqu'un juge de nos actions passées, la force de ces éléments perd de son intensité et les actions peuvent alors paraître injustifiées ou illégitimes, alors qu'elles étaient parfaitement justifiées et compréhensibles *dans le contexte* de l'événement traumatique et si on considère tous les éléments présents à ce moment-là.

Parallèlement à ces biais propres au jugement *a posteriori*, l'entourage a aussi souvent tendance à **minimiser le pouvoir de la peur et le choc de la surprise** quand il tente de comprendre pourquoi on a réagi de telle façon. Il importe de préciser aux gens qui nous entourent à quel point ces émotions sont d'une ampleur absolument extraordinaire lors de l'événement et qu'elles sont tellement puissantes qu'elles peuvent justifier des actions qui n'auraient pu l'être autrement.

« On me blâme de vivre des symptômes post-traumatiques »

Il est important de prendre conscience que notre entourage possède un réel intérêt, une préoccupation authentique pour notre bien-être, même s'il peut être difficile d'interpréter leurs attitudes comme telles. En effet, il peut être pénible pour l'entourage de voir une personne aimée souffrir des séquelles d'un événement traumatique. Votre difficulté à dormir, votre isolement social et votre incapacité à travailler peuvent toucher profondément les gens qui vous entourent. Ils peuvent alors réagir de diverses façons. D'abord, **ils peuvent se blâmer de l'événement**, sans vous le dire («*Si j'avais été là, cela ne serait pas arrivé*», «*J'aurais dû aller la chercher comme elle me l'avait demandé*», «*Si je n'avais pas accepté de faire des heures supplémentaires, cela ne se serait pas produit*»). Ce blâme, souvent illogique, peut entraîner de la colère envers eux-mêmes, colère qu'ils peuvent retourner inconsciemment contre vous.

Vos proches peuvent aussi se sentir totalement **impuissants** vis-à-vis de l'événement lui-même et de votre souffrance. Souvent, ils ne savent pas quoi faire pour vous aider. Ils peuvent se sentir malhabiles et se demander quoi dire pour vous apaiser ou vous redonner confiance en la vie. Vos symptômes d'irritabilité peuvent leur donner l'impression qu'ils sont de trop ou qu'ils vous blessent sans le vouloir. Ce sentiment d'impuissance peut les pousser à donner des conseils pour se sentir utiles et en contrôle, conseils qui ne font que rajouter à votre impression d'inefficacité et de rejet. Les gens qui vous entourent peuvent trouver si difficile de vous voir souffrir qu'ils peuvent inconsciemment vous faire porter le blâme parce que vous ne récupérez «pas assez rapidement» («*Si tu sortais un peu aussi, ça irait mieux*», «*Moi, à ta place, j'essaierais d'aller travailler, ça me ferait du bien*», «*T'es super-irritable, ces temps-ci, reviens-en de ton agression!*»). En fait, certaines personnes prennent votre souffrance tellement à cœur, cela les bouleverse tellement que, pour elles, l'équation est simple: si vous allez mieux, elles vont se sentir mieux. Conséquemment, elles ont très hâte de vous voir reprendre vos activités et de constater que vous remontez la pente.

Il est aussi possible que les gens qui vous entourent aient très **peur** que votre état soit permanent. Ils ne vous reconnaissent pas ainsi et craignent que votre état soit chronique ou qu'il empire. Ils peuvent avoir l'impression que votre état dépend d'un manque de volonté. Ils peuvent vous donner des conseils, vous critiquer ou vous exhorter à effectuer des changements dans le but de vous mobiliser, donc de contribuer à votre bien-être futur.

Quelle attitude adopter face aux autres?

Si vous sentez que les membres de votre entourage adoptent ces comportements, tentez d'abord de voir ce qui se cache derrière leurs attitudes. Vous découvrirez souvent beaucoup d'affection pour vous, teintée certes de maladresse, d'impuissance, de peur et peut-être même de blâme envers eux-mêmes pour ce qui vous est arrivé. Vous découvrirez peut-être que les personnes qui vous aiment trouvent très difficile de vous voir souffrir.

Dans ces cas-là, tentez de ne pas considérer ces comportements comme un rejet ou un traumatisme supplémentaire et exprimez aux membres de votre entourage ce que leurs attitudes vous font vivre. Dites-leur ce que vous aimeriez qu'ils fassent pour vous aider et invitez-les à lire le chapitre 12 qui leur est consacré. Parallèlement, entourez-vous de gens qui peuvent vous soutenir et vous accompagner dans votre processus. Des professionnels sont là pour vous aider ; parce qu'ils ne partagent pas votre vie, ils sont souvent plus capables que vos proches de vous soutenir émotionnellement. Avec eux, vous n'avez pas à ménager ce que vous avez à dire ni à vous préoccuper de leur bien-être : leur temps vous est consacré.

Il est important aussi de réaliser que vous avez une responsabilité dans vos relations interpersonnelles. Vous serait-il possible d'améliorer ces relations ? Dans les lignes qui suivent, vous trouverez quelques suggestions en ce sens.

N'attendez pas trop de vos proches

Après avoir vécu un traumatisme, on a tellement l'impression que ce qui est arrivé est injuste qu'on peut devenir plus exigeant envers la vie et les gens. On peut devenir très amer et observer d'un œil très critique ce qu'ils font à notre égard. On peut leur faire « passer des tests » sans le leur dire et constater avec dureté qu'ils ne sont pas à la hauteur de ce qu'on attendait d'eux ou de ce « qu'on aurait fait à leur place ». *« Je ne méritais pas un tel événement. J'ai toujours été là pour les autres. Maintenant que cela m'est arrivé, je vais voir s'ils sont capables de me soutenir. » « Je sais maintenant qu'il est inutile d'être gentil ; je vais dorénavant me centrer beaucoup plus sur moi. » « Il ne sert à rien d'attendre quelque chose des autres, on est toujours seul dans la vie. »*

Non seulement cette attitude est-elle injuste, mais elle ne nous permet pas d'apprécier ce que nos proches essaient de faire. Cela nous place aussi dans un rôle passif : nous attendons alors que les autres viennent vers nous et fassent leurs preuves. Nous oublions que nous avons aussi à entretenir nos relations et qu'avoir vécu un événement traumatique ne justifie pas que nous abandonnions nos proches ou que nous les tenions pour acquis. Nous devons, nous aussi, faire notre part pour que nos relations soient harmonieuses.

Soyez conscient que vous pouvez être obnubilé par le trauma

Vivre un événement traumatique est une expérience bouleversante. On est parfois complètement obnubilé par tout ce qui y est relié : le souvenir de l'événement, les conséquences qu'il a eues, nos peurs vis-à-vis du quotidien, nos craintes devant l'avenir, etc. Cela peut nous pousser à négliger nos relations conjugales, familiales et amicales. On oublie de s'y investir. Faisons-nous encore notre part des tâches quotidiennes ? Disons-nous encore à notre entourage que nous l'aimons ? Quand avons-nous manifesté notre affection pour la dernière fois ? Pouvons-nous encore dire merci ? Sommes-nous capables de manifester de la compréhension face à ce qu'ils vivent ? Pouvons-nous, de temps en temps, parler d'autre chose que de cet événement ?

Permettez-vous de partager votre monde intérieur avec votre entourage

Même si cela vous fait peur, essayez de faire confiance à ceux qui vous entourent et qui vous aiment. Vérifiez d'abord avec eux si c'est un bon moment pour leur parler. Ensuite, tentez de leur partager ce qui vous habite : vos pensées, vos perceptions, vos impressions (« *Je vois le monde comme plus dangereux depuis que cela m'est arrivé* », « *Il me semble que j'ai l'air faible d'être en arrêt de travail* », « *Je me trouve diminué d'avoir tout le temps peur* ») et vos émotions (« *J'ai peur* », « *Je me sens découragé* », « *Je suis triste depuis hier»*, *«Je me sens vulnérable»*, *«Je suis très en colère»*). Dites-leur que vous avez besoin de leur parler pour *partager* ce que vous vivez. Il ne s'agit pas de leur remettre la responsabilité de ce qui vous arrive ou de vouloir qu'ils règlent vos problèmes. L'objectif est de vous permettre de mieux vous comprendre et de permettre à l'autre de connaître ce que vous vivez. N'oubliez pas qu'un interlocuteur est plus à l'écoute de ce qu'on dit quand on utilise le «je».

Tentez de leur dire ce dont vous avez besoin

Les gens qui vous entourent ne savent pas trop comment réagir envers vous. Ils peuvent se sentir très démunis vis-à-vis de vos symptômes, ne pas savoir comment vous prendre et se sentir coupables ou impuissants face à ce qui vous est arrivé. Essayez de leur dire précisément ce dont vous avez besoin (*«J'ai envie de passer une journée tranquille aujourd'hui»*, *«J'aurais besoin que tu m'écoutes un moment, quand tu pourras cet après-midi»*, *«J'ai envie de voir ma famille et je crois que j'aimerais aller chez ma sœur me reposer deux jours»*). Donnez-leur aussi des indications *concrètes* sur la façon dont ils peuvent vous aider (*«Penses-tu que tu pourrais m'accompagner au centre commercial demain ? Je ne me sens pas très en forme.»*, *«J'aimerais bien que tu puisses m'écouter sans me dire quoi faire»*, *«J'aurais vraiment besoin de dormir dans la journée car j'ai peur la nuit. Crois-tu que l'on pourrait s'arranger pour faire garder les enfants le jour ?»*, *«Je suis incapable de m'occuper de la maison pour quelque temps. J'aimerais que l'on engage une femme de ménage pour m'aider»*).

Remerciez-les pour ce qu'ils font d'aidant pour vous

La plupart des gens sont vraiment sincères et aidants. Ils tentent de faire ce qu'ils peuvent pour vous aider dans les moments difficiles. Quand on vit des symptômes post-traumatiques, on souffre tellement qu'on a généralement tendance à être plus centré sur soi : on remarque peu ce que les autres essaient de faire pour soi, on est beaucoup plus irritable que la normale, on est amer face aux gens et révolté de ce qui est arrivé. Ces symptômes n'aident pas nos relations avec les autres. On peut être beaucoup plus critique envers ses proches, très soupe au lait, et les autres peuvent avoir l'impression qu'on est à prendre avec des gants blancs. Ils peuvent même se sentir complètement inadéquats et, découragés, finir par se dire que, de toute façon, quoi qu'ils fassent, ils essuieront des critiques et se sentiront nuls comme aidants. *« Pourquoi continuer à me forcer ? »* se demandent-ils alors.

Cela peut vous paraître difficile, mais tentez de reconnaître ce que les autres font de bien pour vous. La plupart des gens sont très sensibles aux encouragements. Dites-leur que vous avez remarqué le geste qu'ils ont fait pour vous et que vous appréciez leur attention ; cela peut les encourager et leur prouver qu'ils ont encore une place dans votre vie et que vous avez encore de l'amour pour eux. Essayez de dire aux autres que vous appréciez qu'ils soient là pour vous et qu'ils vous écoutent. *« Je me sens beaucoup plus soutenu depuis que tu me permets de te dire comment je me sens »*, *« Je te remercie d'être là pour moi, c'est si gentil ! »*, *« J'aime beaucoup quand tu me fais la cuisine, cela me permet de me reposer »*, *« J'apprécie que tu m'accompagnes, ça me rassure de te savoir avec moi »*, etc.).

Exprimez-vous lorsqu'une attitude n'est pas aidante

Il peut arriver que certains comportements des membres de notre entourage ne soient pas du tout aidants pour nous, même s'ils proviennent de bonnes intentions de leur part. Dites-leur comment vous vous sentez quand ils font ces gestes ou lorsqu'ils disent certaines paroles. Parlez-leur de ce que vous sentez quand vous ne percevez pas qu'ils vous écoutent, quand vous ne vous sentez pas respecté ni pris en considération.

N'oubliez pas d'exprimer ce que vous voulez leur dire de façon calme et respectueuse. Rappelez-vous aussi d'utiliser le « je » (comme dans : *« Je me sens abandonnée et j'ai l'impression que tu ne t'occupes pas de moi »*, *« Je me sens blessée par ce que tu m'as dit l'autre fois»*, *«J'ai peur de te déranger avec mes symptômes»*, *«Je crains ton opinion face à moi»*, *«J'ai l'impression d'être un fardeau»*, etc.) plutôt que le «tu» qui est beaucoup plus accusateur (comme dans: *«Tu ne fais rien pour moi»*, *«Tu es très blessant»*, *«Tu me critiques sans arrêt»*, *«Tu me fais penser que je suis un fardeau»*, etc.).

De plus, dans certains cas, il est beaucoup plus profitable d'être «stratégique» et d'encourager un comportement positif que de blâmer quelqu'un pour un comportement négatif: *«J'aime quand tu m'écoutes de cette façon. Cela serait si agréable si cela pouvait arriver plus souvent»*, *«Notre soirée d'hier a été vraiment plaisante, je te remercie»*, *«J'ai beaucoup apprécié que tu me proposes ton aide, cela m'a beaucoup aidé»*. Dire à quelqu'un: *J'aime quand tu me parles comme cela, cela me fait vraiment du bien et j'aimerais que cela arrive plus souvent»* est beaucoup plus habile, doux et respectueux que de passer par une forme plus négative: *«Tu es incapable de réaliser que j'ai besoin de respect! Tout le monde est dur avec moi.»*

Rappelez-vous que l'objectif n'est pas ici de critiquer vos proches ni de les attaquer, mais de leur faire part de vos sentiments afin que vous puissiez mieux vivre ensemble l'après-traumatisme. N'oubliez pas que **vous êtes dans la même équipe** et que, comme vous, ils n'ont pas choisi de vivre les contrecoups de l'événement traumatique. Vous devrez traverser cette tempête ensemble même s'ils ne sont pas, comme vous, à la barre du bateau.

CHAPITRE 7

Les émotions en prennent un coup : se laisser ressentir

Après avoir vécu un événement traumatique, on est souvent complètement bouleversé. Les émotions peuvent être à fleur de peau, ou alors, on peut avoir l'impression de ne plus rien ressentir, d'être «gelé» émotivement. Dans le premier cas, on peut vivre de multiples émotions à la fois : tristesse, colère, amertume, sentiment d'injustice, culpabilité, honte, etc. ; on a l'impression de fluctuer entre divers états quelquefois incompatibles et on a de la difficulté à se reconnaître là-dedans. Dans le deuxième cas, on peut avoir l'impression d'être complètement engourdi émotivement ; on se sent indifférent à ce qui se passe autour de soi, on a l'impression de ne plus être capable de ressentir d'émotions positives ou tendres pour ses proches, bref on se sent «déconnecté», coupé de son monde émotionnel.

Dans un cas comme dans l'autre, pour se relever d'un traumatisme, on doit comprendre ses émotions et les accepter. Une des premières choses à comprendre, c'est que nos émotions, même si elles sont très douloureuses ou souffrantes, sont surtout très utiles, voire nécessaires. Le fait de les nier ou de les minimiser est non seulement inefficace, mais possiblement nuisible car cela peut maintenir, et même aggraver, les symptômes post-traumatiques. En fait, il faut pouvoir effectuer quatre étapes au point de vue émotionnel pour faciliter la digestion de ce qui nous est arrivé.

Les étapes du processus émotionnel

Dans les lignes qui suivent, nous verrons sommairement les quatre étapes du processus émotionnel. Nous nous centrerons ensuite sur chacune de ces étapes pour mieux les comprendre.

1re étape: êtes-vous capable d'être à l'écoute de votre corps?

1re étape: êtes-vous capable d'être à l'écoute de votre corps?

L'écoute est la première étape du processus émotionnel. Il est important, en effet, d'être à l'écoute de nos sensations physiques parce qu'elles sont souvent le premier indice de nos émotions. C'est l'étape du «laisser ressentir», c'est-à-dire de se connecter à son corps pour réaliser que l'on vit quelque chose au point de vue émotionnel: *«J'ai une boule de stress dans la gorge»*, *«Je suis tendue au niveau musculaire»*, *«Je me sens crispé»*, *«Je sens mon menton qui tremble»*, *«J'ai un serrement au cœur»*, *«Je me sens mal»*. Il s'agit donc de prendre contact avec les sensations corporelles associées à l'émotion.

2e étape: êtes-vous capable d'identifier les émotions que vous vivez?

À cette étape, vous êtes invité à préciser le malaise et les sensations que vous avez ressentis et à identifier l'émotion sous-jacente: *«J'ai une boule dans l'estomac parce que je suis anxieuse»*, *«J'ai le menton qui tremble parce que je me sens triste»*, *«Je me sens tendue parce que j'ai peur»*, *«Je suis crispé car je me sens vulnérable»*. Il s'agit de réaliser pourquoi notre corps réagit ainsi et de nommer notre état émotionnel.

3e étape: êtes-vous capable d'accepter cette émotion?

Il est important ici de se donner le droit de ressentir ses émotions: *«C'est légitime que je me sente en colère»*, *«J'ai le droit de me sentir triste»*, *« Ce n'est pas un signe de faiblesse que de me sentir ainsi»*, etc. Êtes-vous capable d'accepter l'émotion qui vous habite sans vous dévaloriser, sans vous blâmer ni vous critiquer? Êtes-vous capable d'indulgence face à vous-même et de respect pour ce que vous vivez?

4ᵉ étape: êtes-vous capable d'exprimer vos émotions de façon adéquate?

Après avoir ressenti, identifié et accepté nos émotions, la dernière étape consiste à les expimer. Cette expression émotionnelle peut se manifester principalement de trois façons: 1. par l'émotion (démontrer son état émotionnel, pleurer, crier, bougonner, rougir, etc.); 2. par la parole (*«Je suis triste»*, *« Ce que tu m'as fait hier m'a blessé »*, *«Je me sens frustré de la réponse de mon amie»*); 3. par des comportements (fuir certains endroits, casser un objet, s'isoler, écrire une lettre, etc.). Il est bien important d'exprimer ses émotions dans le respect de soi *et* dans le respect des autres. Il est toujours sain d'exprimer ce que l'on vit, mais il est important de s'assurer que notre façon de le faire est, elle aussi, saine...

Donc, l'objectif ici est de favoriser un meilleur contact avec ce que nous vivons, d'être capable de mieux nous approprier nos émotions, de les reconnaître et de les nommer. L'objectif est aussi de nous permettre d'accepter nos émotions comme elles sont et de les exprimer convenablement en nous respectant et en respectant les autres. Voyons comment vous pouvez faciliter ce processus chez vous actuellement.

Si vous êtes déjà à l'aise avec ces diverses étapes et que cela vous est naturel, vous pouvez poursuivre votre lecture plus rapidement, sinon essayez les exercices qui suivent.

1ʳᵉ étape: être à l'écoute de son corps

Comme nous l'avons dit ci-dessus, la première étape du processus émotionnel est celle du «laisser ressentir», c'est-à-dire de laisser monter les sensations physiques qui découlent d'une émotion sous-jacente. Êtes-vous capable d'être alerte à ce que votre corps vit ? Est-ce facile pour vous de vous « connecter » à votre corps pour réaliser que vous vivez quelque chose sur le plan émotionnel ? Ressentez-vous facilement votre irritation, votre peur, votre colère, ou est-ce souvent les autres qui vous font remarquer que vous manifestez ces émotions ?

Il peut arriver que l'on ait de la difficulté à se laisser ressentir, à être en contact avec ses sensations physiques parce que l'on a été un peu « déconnecté » de son corps dans le passé. Si cela fait plusieurs années que vous êtes détaché de vos sensations physiques ou que vous ne vous donnez pas le droit de ressentir vos émotions, vous allez trouver cette étape difficile. Il peut aussi arriver que l'on ne veuille pas se laisser ressentir parce qu'on trouve ça trop désagréable ou trop douloureux. On peut utiliser inconsciemment des mécanismes de dissociation ou d'évitement pour « empêcher » la prise de contact avec ses sensations.

En fait, pouvoir se centrer sur son expérience émotionnelle découle d'un apprentissage. Conséquemment, il est possible d'apprendre à être davantage conscient de ses sensations physiques et de son monde émotionnel intérieur. Si vous sentez qu'il est difficile pour vous d'être en contact avec vos sensations, essayez l'exercice d'auto-observation qui suit. Tentez de prendre conscience de vos sensations physiques à des moments déterminés de la journée. L'objectif de l'exercice est de vous permettre de développer l'habitude de vous « connecter » à votre corps et à ce qu'il ressent sur le plan des émotions.

En même temps, il peut être très aidant d'apprendre à mieux tolérer les états émotionnels douloureux. Certaines personnes mettent leurs émotions difficiles rapidement de côté ; elles tentent de les éviter à tout prix parce qu'elles en ont peur ou parce qu'elles les trouvent trop désagréables. Ces stratégies peuvent être saines à l'occasion mais, lorsqu'elles sont utilisées de façon constante et automatique, elles peuvent mener à un déni de l'émotion et maintenir la détresse. Les émotions peuvent être très désagréables, mais elles ne sont pas dangereuses. N'oubliez pas que vous couper de votre corps, faire comme si vous ne ressentiez rien ou nier vos états émotionnels ne feront pas disparaître vos émotions : elles resteront au contraire à « mariner » quelque part en vous et elles agiront ensuite de façon souterraine.

Laissez monter les sensations physiques associées aux émotions, laissez-leur prendre leur place et essayez de les tolérer. Les émotions ne sont pas là pour rien, elles parlent de quelque chose de légitime qui se passe pour vous.

Exercice de prise de conscience émotionnelle

Consignes: Prévoyez d'avance trois moments par jour afin d'auto-observer vos états émotionnels (1re colonne). Lors de ces moments, notez ce que vous faites. Ensuite, prenez le temps de réaliser ce que vous ressentez comme sensations physiques et de prendre pleinement conscience de ces sensations. Notez où se situent vos sensations dans votre corps, comment elles se manifestent et notez aussi l'intensité de ces sensations sur une échelle de 0 à 10 (0 = pas du tout désagréable, 10 = extrêmement désagréable).

Jour/heure	Ce que je fais	Mes sensations physiques (lieu, sensation)	Intensité du malaise
____h	_____	_____	_____/10
____h	_____	_____	_____/10
____h	_____	_____	_____/10
____h	_____	_____	_____/10
____h	_____	_____	_____/10
____h	_____	_____	_____/10
____h	_____	_____	_____/10
____h	_____	_____	_____/10
____h	_____	_____	_____/10
____h	_____	_____	_____/10
____h	_____	_____	_____/10
____h	_____	_____	_____/10

2ᵉ étape : identifier ses émotions

Maintenant qu'il est plus facile pour vous de vous laisser ressentir, d'être en contact avec vos sensations physiques, tentez de préciser l'émotion sous-jacente. Quelle émotion se manifeste à travers vos sensations physiques ? Considérez les grandes catégories d'émotions : est-ce de la tristesse ? plutôt de la colère ? ou de la peur ? Ensuite, tentez de doser cette émotion : est-elle d'intensité légère ? modérée ? très forte ?

Certaines victimes vont avoir beaucoup de difficultés à s'approprier leurs états émotionnels et vont alors utiliser le « tu », le « on » ou le « ça ». *« Tu te lèves un matin et tu te sens très moche »*, *« On se sent mal dans ce temps-là »*, *« C'est difficile à prendre »*, *« C'est enrageant »*. Lorsque vous identifiez vos émotions, utilisez plutôt le « je ». Ces émotions sont à vous, appropriez-vous-les : *« Je me sens triste quand je me lève le matin »*, *« Je me sens coupable dans ces moments-là »*, *« Je me sens en colère »*, *« Je trouve ça difficile à accepter »*, etc.

Plusieurs personnes ont l'impression qu'elles sont calmes et que, soudainement, elles ressentent un état de colère (ou de tristesse) extrême et incontrôlable. En fait, nous passons par des stades intermédiaires dont nous ne sommes pas nécessairement conscients. Pour mieux comprendre et mieux gérer nos émotions, nous devons mieux « nous ressentir » et mieux identifier ce qui nous fait réagir. Le fait d'être plus à l'écoute de vos émotions, d'être davantage capable de les identifier et de comprendre ce qui vous anime, vous permettra de mieux traverser l'expérience post-traumatique.

Inventaire des émotions potentielles

Vous trouverez ici un inventaire des états émotionnels regroupés sous trois principales catégories : la colère, la tristesse et la peur, et ce, en ordre croissant d'intensité. Vous pouvez utiliser ce tableau afin de vous aider à préciser votre expérience émotionnelle.

	Colère	Tristesse	Peur
Faible	Amer	Morose	Craintif
	Se sentir injustement traité	Mélancolique	Méfiant
	Irrité	Déçu	Se sentir vulnérable
Niveau d'intensité	Frustré	Se sentir incompris	Impuissant
	Cynique	Se sentir trahi	Anxieux
	Exaspéré	Honteux	Vigilant
	Révolté	Coupable	Inquiet
	Indigné	Se sentir abandonné	Paniqué
	Furieux	Abattu	Effrayé
	Agressif	Déprimé	Affolé
Très intense	Enragé	Désespéré	Terrifié

3ᵉ étape : accepter ses émotions

Une fois que vous avez perçu que quelque chose vous dérangeait et provoquait une émotion chez vous, une fois que vous avez nommé comment vous vous sentiez, il vous reste maintenant à accepter ce que vous vivez. Beaucoup de gens gaspillent une énergie importante et précieuse à se blâmer de réagir de telle façon ou à se critiquer qu'une telle situation provoque chez eux de la tristesse, de la colère ou de la peur.

En fait, l'objectif de cette étape consiste à ne pas rajouter du blâme ou de la dévalorisation aux symptômes et aux émotions douloureuses déjà présentes. Cette attitude dure et dévalorisante ne servirait qu'à augmenter votre détresse, à renforcer vos symptômes post-traumatiques et à aggraver votre isolement social.

Notre conception des émotions influe énormément sur notre récupération. Par exemple, certaines personnes considèrent les émotions comme des signes de faiblesse et des états qui ne servent à rien et dont il faut se débarrasser. À la longue, cette conception bloque le processus émotionel.

Il est intéressant de savoir que nos émotions ont plusieurs fonctions positives. Je vous reporte au livre *L'intelligence émotionnelle*[10] pour avoir un aperçu encore plus détaillé sur le sujet. Précisons tout de même que les émotions jouent plusieurs rôles[11]. Elles

1. nous préparent à l'action (elles nous permettent de définir nos objectifs et nous indiquent ce qui est important pour nous) ;
2. sont adaptatives (elles nous permettent de nous protéger des dangers perçus) ;
3. influent sur la mémoire et la pensée (elles influencent nos prises de décision et nous permettent de choisir) ;
4. sont motivationnelles (elles nous motivent à agir de manière à atteindre un état émotionnel agréable) ;
5. sont sources d'informations (elles nous fournissent de la rétroaction [*feed-back*] sur nos réactions et, surtout, elles nous donnent accès à nos interprétations de la situation, à nos besoins et à nos objectifs) ;
6. sont sources de communication (elles nous permettent d'envoyer des messages de notre état aux autres).

Pourquoi ne pas tenter d'adopter des attitudes de compassion et d'empathie pour cette partie de vous qui souffre ? Pourquoi ne pas avoir autant d'indulgence envers vous lorsque vous expérimentez de telles émotions que vous en avez envers les autres lorsqu'ils vivent un moment difficile ?

Vous trouverez dans les lignes qui suivent quelques perceptions qui concernent les émotions pouvant bloquer le processus émotionnel et compliquer votre rétablissement après une expérience traumatique.

« Ce n'est jamais bon de trop se centrer sur ses émotions, on s'écoute trop aujourd'hui »

De fait, beaucoup de livres de psychologie populaire recommandent le contact avec ses émotions. Mais être en contact avec ses émotions ne signifie pas régenter tout le monde autour de soi sous prétexte qu'on ressent certaines choses. Cela ne signifie pas non plus demander aux autres de nous prendre en charge comme un enfant et de nier toutes nos responsabilités. De plus, il est effectivement malsain de ne se centrer que sur ses émotions pour agir ou pour prendre des décisions. Néanmoins, se centrer sur ses émotions pour comprendre ses réactions, ses besoins et ses objectifs constitue un atout important ; on est alors plus en mesure de faire les bons gestes et de prendre les bonnes décisions. En fait, être en contact avec ses émotions signifie reconnaître ce qu'on vit intérieurement afin de pouvoir être plus à même de régler les problèmes autour de soi de manière à diminuer sa détresse. Et ça, c'est effectivement très sain.

« Je n'ai pas vraiment le droit de me sentir comme ça, il y a des gens qui vivent des choses bien pires »

C'est vrai que de nombreuses personnes dans le monde vivent des choses horribles. Cependant, cela n'enlève pas le côté difficile de ce que vous avez vécu et cela ne vous empêche pas d'être affecté, touché, bouleversé – de façon légitime – par certaines choses. Penser que vos émotions sont futiles sous prétexte que des gens vivent des situations de guerre ailleurs est malsain. À ce compte-là, nous ne vivrions jamais aucune tristesse car des horreurs se produisent quotidiennement dans un pays ou un autre ! Ce que vous avez perçu est personnel et votre émotion est légitime.

« Je n'aime pas montrer que j'ai des émotions, j'ai l'impression d'avoir l'air d'une victime »

Il est important de préciser qu'il y a une grande différence entre « se complaire dans la victimisation » et « pleurer sainement une blessure douloureuse». Être en contact avec ses émotions ne veut pas dire casser les pieds de tout le monde avec ses problèmes! Cela ne signifie pas vouloir se faire plaindre, chercher la pitié ou exiger que tout le monde s'occupe de nous; cela ne signifie pas non plus que nous serons toujours ainsi et qu'il s'agit d'une nouvelle identité. Cela veut simplement dire que nous sommes en contact avec notre monde intérieur afin de comprendre ce que nous vivons, de faire les bons choix et de prendre les moyens qui s'imposent pour se sentir mieux. En conséquence, bien se connaître sur le plan émotionnel signifie aussi prendre ses responsabilités face à ses émotions et désirer aller mieux.

« Un homme ne doit pas pleurer ni se montrer vulnérable »

Notre société valorise encore beaucoup le rôle de Rambo pour les hommes, et cette ancienne mentalité est encore particulièrement bien ancrée dans certains milieux. Heureusement, on reconnaît de plus en plus aux hommes le statut d'êtres humains et non plus de supermen, ce qui implique qu'on reconnaisse aussi qu'ils peuvent vivre tous les états émotionnels... La majorité des gens sont touchés lorsqu'ils voient quelqu'un pleurer – même un homme – et très peu considèrent encore qu'il s'agit d'un signe de faiblesse inacceptable. Le temps pour de telles conceptions rigides est révolu.

« Jamais je n'aurais cru que cela m'affecterait à ce point, je suis déçu de moi »

Tout événement traumatique peut affecter de façon importante une personne. Cela peut entraîner des symptômes incapacitants qui bouleversent de façon profonde notre quotidien, nos relations avec les autres, notre confiance en la vie, nos capacités de concentration, notre sommeil et notre humeur. Évidemment, chacun voudrait ne pas être touché par les difficultés de la vie et pouvoir conserver intacts son mode de vie et son humeur. Mais cela n'est pas toujours possible... Si vous vous sentez bouleversé par l'événement traumatique, le fait de nier qu'il vous a affecté et de vous blâmer de vivre des symptômes pourtant normaux ne facilitera pas votre convalescence, au contraire. Que diriez-vous de commencer par reconnaître que vous êtes touché par ce qui vous est arrivé, puis d'accepter cet état de fait ? Tentez de vous considérer avec indulgence et gentillesse, comme vous le feriez pour quelqu'un que vous aimez et qui aurait vécu la même chose que vous.

« J'ai l'impression que si je me centre sur ma tristesse, je vais m'enfoncer dans une dépression permanente et très grave »

Vous ne diminuerez pas vos symptômes en niant que vous vous sentez triste, que votre vie n'a plus de sens à vos yeux ou en refusant de voir que vous n'avez plus d'intérêt pour les gens ou les choses qui vous entourent. Encore une fois, il y a une grande différence entre reconnaître ce qui existe (c'est-à-dire votre tristesse ou votre peur) et « se concentrer » là-dessus ou s'y complaire. Reconnaître son état émotionnel, c'est déjà tenter de vouloir être mieux. C'est au moins partir de quelque chose pour avancer. C'est reconnaître la difficulté, se donner le droit de la vivre et entreprendre des actions visant un retour vers le bien-être.

« Si je parle de ma colère, je vais devenir violent »

En réalité, le fait de nier la colère que vous ressentez actuellement ne la diminuera pas. La première étape pour guérir consiste à reconnaître que vous êtes en colère, irrité ou révolté par quelque chose. Rassurez-vous : vous ne deviendrez pas violent en parlant de votre colère ou en la nommant. Il est important de préciser que *ressentir* une émotion, la nommer, l'accepter et l'agir sont des actions très différentes. Ressentir de la colère et la nommer sont des actes légitimes et sains, alors que l'agir au détriment de quelqu'un d'autre est malsain.

« *Je suis incapable de ressentir de la colère pour mon agresseur* »

Quelquefois, il peut être difficile pour certaines victimes de ressentir de la colère : « *La colère c'est laid, c'est plein de violence, de rage, ça ressemble à l'attitude qu'avait mon agresseur. Je ne veux pas vivre de colère, je ne veux pas ressembler à mon agresseur.* » En fait, ce qui est malsain, c'est d'agir sa colère, mais vous avez tout à fait le droit de la ressentir, de la nommer, de la partager. Vivre de la colère, de la haine, de la révolte, entretenir des scénarios de vengeance sont souvent choses courantes chez les victimes et ces émotions peuvent faire partie d'un processus normal d'intégration de l'événement traumatique. Ce n'est pas parce que vous vivez de telles émotions que vous manifesterez un jour des comportements comme ceux que vous avez subis. N'oubliez pas que ce n'est pas parce que vous ressentez de la colère ou que vous avez des fantasmes de vengeance que vous allez passer à l'acte. C'est d'ailleurs ce qui vous distingue fondamentalement de l'agresseur.

« *Avouer que j'ai eu peur et que j'ai encore peur, c'est comme dire que je suis un faible* »

Vivre un événement traumatique, c'est souvent sentir que sa vie ou son intégrité physique sont menacées. La peur et le sentiment de danger ou de vulnérabilité sont tout à fait normaux. Le fait que vous soyez un homme ou que vous exerciez telle profession ne vous prémunit pas contre la peur. Reconnaissez que votre peur était fondée. Rappelez-vous aussi que le courage, ce n'est pas de ne jamais être apeuré ; c'est d'agir *même* si on a peur.

4ᵉ étape : exprimer certaines émotions

Après un événement traumatique, on peut fréquemment se sentir différent, isolé, seul ou incompris. Afin de faciliter notre récupération, il peut être important de partager notre monde émotionnel.

Vous est-il possible de partager ce que vous vivez avec votre entourage? Vous permettez-vous de dire: «*Tu sais, je me sens triste, ces temps-ci*», «*Je voulais te dire que j'ai vraiment peur d'aller là-bas, je me sens très vulnérable*», «*Je me sens coupable de t'imposer mes symptômes à la maison*», «*Je me sens révoltée d'avoir vécu un tel événement, j'avais rien demandé à personne, moi!*», «*J'ai tellement besoin de ton soutien, ces temps-ci*», «*Je voulais te remercier d'être là*», «*Je ne sais pas toujours quoi te dire, mais je souffre beaucoup actuellement*», «*Je me suis sentie blessée par ce que tu m'as dit, hier*», etc.

Il n'est pas toujours nécessaire d'exprimer verbalement ce que l'on ressent. Quelquefois, on peut manifester ses émotions par des gestes (pleurer, crier, bougonner) ou par des comportements (appeler quelqu'un, s'isoler, écrire une lettre, etc.).

Si vous voulez exprimer verbalement ce que vous ressentez, utilisez le «je» («*Je me suis senti triste et blessé*»), plutôt que le «tu» («*Tu as été blessant hier*»). N'oubliez pas de vous respecter, mais aussi... de respecter votre interlocuteur. Gardez en tête que ce n'est pas parce qu'on se donne le droit de ressentir une émotion qu'il est approprié de l'exprimer n'importe où, n'importe quand, à n'importe qui et de n'importe quelle façon. L'objectif ici est de favoriser votre expression émotionnelle, oui, mais avec maturité, retenue et respect pour vous et pour autrui.

Pensez aussi à prendre soin de vous émotivement, à vous ménager, comme on dit; c'est le prolongement de votre attitude de compassion envers vous-même. Vous pourriez, par exemple, vous abstenir de faire du ménage une journée parce que vous vous sentez trop triste et choisir à la place une activité plaisante; vous pourriez appeler une gardienne pour les enfants, histoire d'aller nager cet après-midi pour diminuer votre frustration; vous pourriez aussi changer vos pensées dévalorisantes pour atténuer votre culpabilité et votre honte... Bref, vous pouvez avoir pour vous toutes sortes d'attentions afin d'éviter d'être submergé par les émotions, de manière à les digérer doucement. Cela implique, évidemment, de reconnaître ses émotions et de les considérer comme légitimes.

En conclusion, tentez d'évaluer si vous pouvez bien « vous ressentir » et exprimer vos émotions. Essayez de voir si la façon dont vous gérez vos émotions a un impact sur vos symptômes. Mettez-vous toutes les chances de votre côté ou bien rajoutez-vous le blâme ou la dévalorisation à la détresse déjà existante ?

CHAPITRE 8

Déterminer l'impact de nos pensées sur notre récupération

« Je ne veux pas retourner dans une banque, je suis sûre que c'est trop dangereux ! », « Je me sens lâche d'avoir couru hors de l'immeuble en feu », « J'ai trop de symptômes post-traumatiques, je ne m'en sortirai jamais », « Mes amis me trouvent sûrement bizarre ces temps-ci », « Je suis incapable d'accepter cette agression, cela bouleverse complètement ma conception de la nature humaine ».

Après avoir vécu un événement traumatique, il arrive souvent que notre vision du monde et de la vie bascule. Ce changement de perception se traduit dans bien des situations de la vie quotidienne que l'on voit désormais comme des menaces réelles. On peut également interpréter ses actes et ses symptômes de façon négative et dévalorisante. Enfin, on est aussi porté à croire que l'on court un risque énorme de revivre un tel événement.

Notre façon d'interpréter les événements, d'attribuer la cause de certaines situations et de voir la vie a une influence sur notre façon de réagir aux événements. Nous savons que nos pensées agissent sur nos émotions et qu'elles influencent nos comportements. Mais quels sont le rôle et l'impact de nos pensées sur notre évolution psychologique après un traumatisme ? Influent-elles sur notre récupération ?

Les différents types de pensées

Tout le monde a une idée sur ce qu'est une pensée. Cependant, en psychologie, nous avons tenté de préciser les diverses formes de pensées et celles qui peuvent influencer notre récupération après un événement traumatique. En ce qui concerne le stress post-traumatique, ce sont les pensées automatiques et les attributions causales qui nous intéressent.

Les pensées automatiques

Les pensées automatiques sont des phrases que l'on se dit à soi-même. C'est le discours intérieur qui paraît surgir spontanément, donc de manière automatique, en réponse aux événements. La plupart du temps, les pensées automatiques sont inconscientes et ne découlent pas d'un raisonnement logique. En fait, elles sont très souvent irrationnelles mais elles semblent parfaitement plausibles et nous les acceptons sans les remettre en question et sans nous interroger sur leur validité.

Après un événement traumatique, nous émettons des pensées automatiques à propos de plusieurs éléments: la sécurité au sein de la société, nos comportements lors de l'événement, nos symptômes post-traumatiques et les réactions des autres à notre égard, notamment.

Voici quelques exemples de pensées automatiques:

- *« Cet homme me regarde bizarrement, il va m'agresser ! »*
- *« J'ai vu dans le journal qu'un autre chauffeur de taxi s'est fait agresser, on est entourés de criminels ! »*
- *« Je ne m'en sortirai jamais. »*
- *« Je ne peux pas croire que je n'ai pas pensé à aider ma voisine lors de l'incendie de l'immeuble. »*
- *« Être aussi touché par un événement qui n'est pas si terrible que ça, objectivement parlant, c'est ridicule ! »*
- *« Il n'y a rien à faire, les autres ne me comprendront jamais ! »*

On peut très bien comprendre que la croyance en de telles pensées entraîne de la détresse, de la tristesse ou de l'anxiété. Or, après avoir vécu un événement traumatique, on les accepte souvent sans les remettre en question, ce qui maintient les symptômes post-traumatiques.

Tentez de vous questionner sur les pensées automatiques qui surgissent sans que vous vous en rendiez compte depuis que vous avez vécu l'événement traumatique. Quelle est votre perception des choses? Comment interprétez-vous les événements? Que pensez-vous du déroulement des événements?

Essayez juste d'être plus conscient de votre discours intérieur et des phrases que vous vous dites intérieurement sans toujours vous en rendre compte. Choisissez une journée précise et inscrivez le plus possible ce qui vous passe par la tête. Une pensée prend souvent la forme d'une phrase simple et débute par «*Je pense que...*». Faites attention de ne pas la confondre avec une émotion qui, elle, pourrait débuter par «*Je me sens...*». Inscrivez ci-dessous vos principales pensées automatiques.

Certaines de mes pensées automatiques:

_____

_____

_____

_____

_____

_____

_____

_____

_____

Les attributions causales

Les attributions causales, quant à elles, constituent des pensées un peu plus élaborées que les pensées automatiques. Il s'agit d'une interprétation quant à la *cause* de quelque chose : nous attribuons à quelque chose ou à quelqu'un la cause d'un événement. Après l'événement traumatique, nous tentons de donner un sens à ce qui s'est passé et à ce que nous vivons. Par exemple, nous essayons de *trouver une raison à l'événement traumatique*. Nous hésitons alors entre diverses causes, différentes attributions, et nous cherchons à désigner un responsable. Pourquoi est-ce arrivé ? À qui la faute ? Comment expliquer que cela se soit produit ?

Les attributions causales les plus fréquentes sont : c'est de ma faute, c'est dû à mes comportements, c'est à cause de ma personnalité, c'est le destin, c'est le hasard, c'est à cause de notre genre de société, c'est Dieu qui l'a voulu, c'est la faute d'un tel. Comme vous le voyez, alors qu'une pensée est une interprétation sur quelque chose (*« Je pense que... »*), l'attribution, elle, est souvent une explication et elle implique la locution conjonctive *« parce que... »*, comme dans : *« J'ai vécu tel événement parce que... »*, *« Les autres agissent ainsi parce que... »* , *« Je me sens ainsi parce que... »*, *« J'ai agi de telle façon parce que... »*.

Voici quelques exemples d'attributions liées à la cause de l'événement :

–   *« Je n'aurais pas dû sortir à cette heure-là, c'est de ma faute. »*

–   *« Les hommes sont tous des prédateurs sexuels ; c'est pour ça que j'ai été violée. »*

–   *« C'est mon karma, il n'y a rien qui arrive pour rien dans la vie. »*

–   *« J'ai été imprudent sur cet échafaudage. »*

–   *« Le monde a toujours été égoïste, c'est à cause de ça que ça m'est arrivé. »*

–   *« Le bon Dieu est en train de me punir de mes actes passés douteux. »*

- *«Je n'aurais jamais dû entrer au travail ce jour-là. J'avais une intuition, j'aurais dû m'écouter.»*
- *«J'attire le malheur, il y a juste à moi que ça arrive, des choses comme ça.»*

Nous pouvons aussi faire des attributions sur la cause d'autres événements que le traumatisme lui-même, par exemple pour expliquer pourquoi nous vivons des symptômes post-traumatiques ou pourquoi nous avons réagi de telle façon lors de l'événement, ou pour comprendre les réactions des autres à notre égard. En fait, nous faisons constamment des attributions sur plusieurs événements qui nous arrivent dans la vie de tous les jours : nous sommes sans cesse, et souvent inconsciemment, en train de tenter de comprendre notre monde, donc de tenter de préciser la cause des choses.

Voici quelques exemples d'attributions liées aux symptômes post-traumatiques :

- *«Si on m'avait dit dès le début que je souffrais de TSPT, je n'aurais pas laissé ça traîner et je serais beaucoup mieux maintenant.»*
- *«C'est parce que je suis faible que j'ai ces symptômes, je n'arrive pas à me botter le derrière, j'ai toujours été comme ça!»*
- *«Ça a l'air qu'il faut que je souffre, c'est comme ça, la vie, y a rien de facile.»*
- *«Je dois être en train de devenir folle, plus le temps passe, pire c'est.»*
- *«J'étais déjà si fatigué avant l'événement! Je pense que cette fatigue a empiré mes symptômes.»*

Maintenant, voyons quelques exemples d'attributions liées à nos réactions lors de l'événement :

- *«J'ai eu comme une absence, c'est pour ça que je n'ai pas été capable de réagir.»*
- *«Notre employeur ne nous a jamais avertis que cela pouvait arriver, sinon je n'aurais pas réagi de cette façon.»*

– « *La foule a paniqué et j'ai été influencé par cette atmosphère, ça m'a empêché de réagir logiquement.* »

– « *J'ai eu tellement peur, je n'ai pas pensé à autre chose qu'à fuir, c'est tout.* »

D'autres exemples d'attributions, celles-ci liées aux réactions d'autrui à notre égard :

– « *Je suis sûre que je les dégoûte, c'est pour ça qu'ils ne me parlent plus.* »

– « *Ma relation de couple va mal depuis l'accident, mon conjoint est incapable de prendre soin de quelqu'un.* »

– « *Je suis obligé de me battre sans arrêt pour faire reconnaître ce que je vis et avoir des allocations. La société est vraiment conçue pour aider les criminels et elle oublie complètement les victimes.* »

Tentez de vous questionner sur les attributions que vous faites (et que vous avez faites sans vous en rendre compte) concernant l'événement traumatique que vous avez vécu. Comment vous expliquez-vous ce qui s'est passé ? Comment comprenez-vous ce qui vous est arrivé ? Inscrivez ci-dessous vos principales attributions causales.

Certaines de mes attributions causales :

_____

_____

_____

_____

_____

_____

_____

_____

_____

_____

L'influence de nos pensées sur nos émotions et nos comportements

Les gens croient souvent que ce sont les événements qui causent nos émotions; ils diront, par exemple, *«J'ai entendu un bruit dans ma chambre et j'ai tout de suite eu très peur»*. Or, nous savons que ce n'est pas tout à fait vrai. En fait, les événements entraînent des émotions parce que nous les interprétons. Nos pensées jouent donc un rôle très important dans nos émotions. Ainsi, dans l'exemple précédent, la personne a probablement pensé: *«Il y a peut-être un voleur dans le salon.»* Cette pensée entraînerait de l'inquiétude chez tout le monde! Si la personne avait interprété le bruit comme étant un signe que son chat joue dans le salon, elle ne se serait pas inquiétée et n'aurait pas eu peur. Elle aurait probablement ressenti plutôt de la frustration, de l'agacement ou, à la limite, de la colère à l'égard de son chat... mais pas de la peur. On constate donc que notre façon d'interpréter les choses a un impact important sur notre vie émotive.

Et nos pensées influencent nos émotions *même si* elles sont illogiques ou irrationnelles. Ainsi, bien que l'interprétation du voleur soit sans fondement, le seul fait que la personne y croie suffit à entraîner l'émotion qui en découle, la peur. L'exemple suivant illustre également cette caractéristique: *«J'ai peur qu'une météorite ne m'écrase et je suis davantage protégée quand je suis à la maison.»* Toute personne qui croit profondément cette idée va vivre une peur intense (émotion) et va éviter de sortir de chez elle (comportement). Même si nous savons tous que cette pensée est irrationnelle, il n'en demeure pas moins qu'elle a le pouvoir de créer de la détresse chez celui ou celle qui y croit profondément.

La théorie cognitive postule que *la façon la plus efficace de diminuer ou de modifier ses émotions de détresse* (tristesse, anxiété, révolte, honte, culpabilité, peur, etc.) *consiste à remettre en question ses pensées irrationnelles.* Selon cette théorie, notre amie qui a entendu du bruit dans le salon ne parviendra pas à diminuer son anxiété simplement en s'exhortant à se détendre. Si elle persiste à croire que le bruit signale la présence d'un voleur, elle continuera à s'inquiéter et à avoir peur. Inutile pour elle de se demander d'être calme ou de se dire qu'il est ridicule d'avoir peur. Elle ne pourra se calmer que lorsqu'elle aura réalisé que sa pensée était sans fondement et qu'elle aura remplacé cette pensée par une autre plus réaliste et objective : « *Mon chat a renversé mon vase à fleurs dans le salon.* »

Bref, les pensées influencent notre état émotionnel, et ce, même lorsqu'elles sont fausses. Notre système ne se questionne pas sur la validité de nos pensées avant de réagir : s'il est convaincu qu'elles sont vraies, l'émotion suivra. Ainsi, si vous êtes convaincu qu'une météorite va vous tomber sur la tête lorsque vous sortirez de chez vous, vous serez terrorisé et vous éviterez de sortir. Vous demander de vous détendre ne changera rien ; tant que vous serez convaincu de cette interprétation, vous resterez anxieux. Il en va de même pour toute personne qui a cette croyance. La seule façon de diminuer votre crainte consiste à remettre en question vos perceptions afin que vous puissiez envisager les choses de façon plus réaliste et, ainsi, diminuer votre anxiété et votre inquiétude.

Nos pensées et nos symptômes post-traumatiques

Notre façon de voir les choses peut influencer l'intensité et la chronicité du trouble de stress post-traumatique.

Le modèle établi par les chercheurs Joseph, Williams et Yule, en 1995, pose comme principe que ce sont surtout les pensées automatiques et les attributions causales liées à l'événement traumatique qui influencent le développement du TSPT. Ce modèle s'appuie sur des données de recherche ; celles-ci indiquent que les gens se questionnent sur les causes des événements qui leur arrivent, surtout si ces derniers sont négatifs et imprévus, et qu'ils tentent de les expliquer[12,13,14]. La nature des explications données à un événement influencerait la réaction de la personne à celui-ci.

Les victimes qui attribuent la cause de l'événement à elles-mêmes (« *C'est de ma faute et je risque de répéter cette erreur; donc, je risque de revivre un autre événement traumatique*») vont souffrir de symptômes dépressifs et post-traumatiques plus graves que les autres victimes qui ont vécu le même événement mais qui l'ont attribué à des facteurs externes (« *Cette situation était dangereuse, c'était exceptionnel et cela ne risque pas de se reproduire*»).

Le facteur important dans ce cas, c'est l'impression de contrôle sur la répétition du traumatisme. Avez-vous l'impression que vous risquez de revivre un événement traumatisant comme celui que vous avez vécu? Avez-vous l'impression que vous contrôlez les risques qu'un tel événement se reproduise? Avez-vous, au contraire, l'impression que votre sécurité dépend de facteurs que vous ne contrôlez pas? Votre évaluation du risque de revivre un tel événement est-elle rationnelle? réaliste?

La restructuration cognitive

Nous avons vu que certaines interprétations (interprétations de nos symptômes, de nos comportements lors de l'événement, de l'attitude de notre entourage, de notre vision de nous-mêmes ou de notre futur) peuvent maintenir sinon aggraver nos symptômes.

Certaines de nos façons de voir les choses ne nous aident pas; elles ne sont pas valides et elles entretiennent notre détresse. L'analogie suivante illustre ce propos: un homme qui tombe en ski et se fracture la jambe a effectivement de la douleur et des séquelles physiques temporaires (tout comme vous avez actuellement des séquelles psychologiques temporaires du trauma); cependant, s'il se dévalorise à la suite de cet accident, s'il considère cet événement comme catastrophique, s'il envisage de façon exagérée qu'il ne pourra plus jamais marcher ou s'il considère qu'il est seul au monde, il sera profondément affecté par son accident. Sa convalescence aussi en sera tributaire: il risque de se sentir encore plus découragé, pessimiste, irritable, amer et triste.

Nous savons cependant qu'une interprétation *plus réaliste* (et non pas une interprétation « positive » ; nous y reviendrons plus loin) des événements l'aiderait à mieux s'adapter à sa situation (ou, en tout cas, elle lui nuirait moins...). S'il se demandait, par exemple, si ses pensées sont réalistes, s'il évaluait de façon plus juste le pourcentage de risques de rester invalide, s'il vérifiait si sa certitude vis-à-vis de la solitude est effectivement fondée, cela contribuerait à maximiser ses ressources d'adaptation et l'aiderait à mieux réagir à cet événement, qu'il ne peut pas changer de toute façon. Évidemment, un accident de ski n'a rien à voir avec un viol, un vol à main armée, une expérience de combat ou un accident très grave. Le but ici est d'illustrer qu'une évaluation plus « proportionnelle » vis-à-vis de nos capacités d'adaptation face à nos comportements lors de l'événement ou face aux stresseurs qui ont suivi l'événement peut contribuer à faciliter notre convalescence. En tout cas, cela peut nous aider à ne pas aggraver notre récupération.

En fait, on ne peut pas changer grand-chose à l'événement traumatique en soi : il s'est déjà produit et il provoque des réactions *légitimes*. Le défi consiste à tenter de *ne pas surajouter* au traumatisme une façon de voir les choses qui pourrait aggraver nos symptômes et diminuer nos ressources adaptatives naturelles. Serait-il possible de considérer les événements de façon plus « objective », plus « proportionnelle » et, ainsi, de ne pas rajouter au traumatisme des pensées dévalorisantes ou porteuses de détresse ? Finalement, la question est : *comment faire en sorte que notre façon d'interpréter les choses ne rajoute pas de la détresse à une situation qui en déclenche légitimement déjà beaucoup ?*

La restructuration cognitive est une stratégie thérapeutique qui vise d'abord à vous permettre d'identifier les pensées qui sont associées à votre détresse. Ensuite, elle vous amène à tester la pertinence et la validité des pensées identifiées. Le but principal de cette démarche est de diminuer la détresse et les symptômes post-traumatiques qui sont associés à ces pensées.

Ce que la restructuration cognitive n'est pas...

Avant de commencer la description détaillée des diverses étapes de la restructuration cognitive, il est aussi important de préciser que cette méthode *n'est pas* ce qu'on appelle de la «pensée positive». Les rayons de nos librairies regorgent de livres sur le «pouvoir de la pensée positive» affirmant qu'il est souhaitable de ne considérer que le bon côté des choses en occultant complètement le côté négatif (*« Vois ça de façon positive, c'est sûrement une bonne chose dans le fond»*, *« Mets de côté les inquiétudes et les pensées négatives qui te nuisent »*).

L'objectif de la restructuration cognitive est de substituer une pensée *réaliste*, et *non pas* une pensée «positive», à une pensée entraînant de l'anxiété. Ignorer une pensée négative et tenter de la remplacer platement par une autre sans être convaincu des fondements de ce remplacement est inefficace. Le cerveau ne peut pas être trompé si facilement... Les inquiétudes et les interprétations que vous tentez d'ignorer ou de remplacer par une «pensée positive» resteront présentes à un niveau plus profond et continueront d'agir.

La restructuration cognitive *n'est pas* non plus de l'auto-suggestion. L'autosuggestion consiste plutôt à se convaincre d'un état qui n'est pas actuellement le nôtre (*« Quand j'ai eu des palpitations à la banque après le vol à main armée, je répétais sans cesse dans ma tête "Tu es calme, tu es calme, tu es calme"»*, *« Lorsque je marche dehors en soirée depuis l'agression, je me dis en moi-même: "Je me sens parfaitement en sécurité, rien ne va m'arriver, je suis en contrôle"»*). La restructuration cognitive consiste plutôt en une saine évaluation des situations et ne vise pas à tenter de se convaincre que tout va bien. Elle vise à favoriser une vision plus réaliste des choses.

Enfin, la restructuration cognitive *n'est pas* non plus de l'exhortation, c'est-à-dire un discours persuasif basé sur la volonté pour pousser quelqu'un à faire quelque chose (*« T'es capable de retourner là-bas»*, *«Fonce!»*, *«Si tu veux, tu peux!»*,

«Lâche pas!», *«Reviens-en!»*). La technique du «coup de pied au cul» ne fonctionne pas avec des symptômes post-traumatiques et ce n'est sûrement pas de la restructuration cognitive.

Bref, la restructuration cognitive ne consiste pas à plaquer un autre état émotionnel à celui que l'on ressent ni à s'imposer une nouvelle façon de voir les choses. Elle consiste plutôt à favoriser une *remise en question* de certaines de nos pensées qui entraînent de la détresse ou de la peur. Ce processus nous amène à revoir nos propres interprétations et à déterminer nos propres réponses à ce questionnement afin de considérer une nouvelle interprétation des choses qui pourrait nous convenir davantage.

Plan des cinq étapes de restructuration cognitive

Cinq étapes jalonnent le processus de la restructuration cognitive. Nous vous présentons ici un bref aperçu de ces étapes qui seront décrites de façon plus détaillée dans la prochaine section.

1. Identifier chaque pensée qui nous fait souffrir.
2. Considérer la pensée comme une hypothèse de travail et tester sa validité.
3. Cerner les distorsions cognitives qui influencent notre pensée source de détresse.
4. Remplacer la pensée qui nous fait souffrir par une pensée plus réaliste qui nous permet de retrouver une certaine confiance en soi, dans les autres et dans le monde.
5. Identifier les croyances fondamentales qui influencent nos pensées.

Comment identifier les pensées qui nous font souffrir?

La première étape de la restructuration cognitive consiste à identifier une situation qui a provoqué chez vous une émotion forte et désagréable, par exemple de l'anxiété ou de la détresse. Tentez de vous souvenir d'un moment où vous vous êtes senti vulnérable, ou très triste, ou découragé, ou paniqué.

Ensuite, essayez de prendre conscience de vos pensées automatiques ou de vos attributions présentes au moment où vous avez ressenti ces émotions désagréables. Qu'avez-vous pensé à ce moment-là? Qu'est-ce qui vous est venu à l'esprit? Quelles images étaient présentes? De quoi aviez-vous peur? Quel était le danger? Qu'est-ce qui vous a rendu triste? Comment avez-vous perçu ou interprété cette situation?

On n'est pas anxieux «pour rien»... On n'est pas triste «soudainement comme ça». Des pensées sont forcément présentes dans ces moments-là et elles ont entraîné des émotions ou, du moins, elles y ont été associées. Évidemment, ces pensées ne sont pas toujours conscientes, et il peut vous falloir du temps pour mettre le doigt dessus. Persistez et ne vous découragez pas. Pour vous aider, vous pouvez utiliser la grille de la page 129). Photocopiez-la et traînez-la avec vous. Quand vous vous sentirez vulnérable, quand vous aurez peur ou que vous serez triste, par exemple, sortez-la et tentez de remplir chacune des colonnes.

Exercice 1 : grille de restructuration cognitive situation-pensée-émotion

Cet exercice vise à développer une certaine conscience de soi et à vous encourager à porter davantage attention à votre monde intérieur, c'est-à-dire à vos émotions et à vos pensées. Il vise aussi à identifier vos pensées automatiques et vos attributions associées aux symptômes post-traumatiques à partir desquelles s'effectuera le travail de restructuration cognitive par la suite.

Consignes : Remplissez d'abord la première colonne, c'est-à-dire identifiez une situation qui vous cause de l'anxiété ou de la détresse, puis remplissez la colonne 3 (c'est plus facile) et identifiez l'émotion que vous ressentez. Cette émotion constitue un premier signal qu'une pensée source de détresse est présente. Ensuite, évaluez l'intensité de votre émotion sur une échelle de 0 à 100 (0 = niveau minimal, 100 = niveau extrême). Enfin, précisez dans la colonne 2 quelle est votre pensée automatique ou quelle est l'attribution sous-jacente à votre émotion. La pensée automatique et l'attribution se présentent souvent sous la forme d'une phrase courte.

Voici un exemple de l'exercice rempli.

1 Déclencheur *Quelque chose se produit...*	2 Pensée automatique *Je me dis...*	3 Émotions/Comportements *Je ressens et je fais...*
J'entends le bruit d'une voiture qui freine.	« Elle va me frapper, c'est dangereux ! »	J'ai peur (70 %). Je me crispe et j'accélère soudainement.
Je trouve mon travail ennuyant.	« Ma vie ne sera plus jamais aussi belle qu'avant. »	Je me sens triste (65 %). Je quitte le bureau.
Une personne me fait penser à cette femme accidentée.	« Je n'ai pas été assez efficace pour la sauver. »	Je me sens coupable (90 %). J'ai des cauchemars et j'évite le travail.
Je vois une émission de télé sur le traitement des abuseurs.	« Personne ne s'occupe jamais des victimes comme moi. »	Je suis frustré (85 %). Je crie contre mes enfants.

Grille de restructuration cognitive situation-pensée-émotion

1 **Déclencheur** *Quelque chose se produit...*	2 **Pensée automatique** *Je me dis...*	3 **Émotions/Comportements** *Je ressens et je fais*

Questionnaire pouvant aider l'identification de certaines pensées

Il n'est pas toujours facile de cerner nos pensées. Vous trouverez ci-dessous un questionnaire (en anglais *Trauma Constellation Identification Scale*) conçu en 1990 par les chercheurs Dansky, Roth et Kronenberger; il vous aidera à identifier vos pensées qui sont associées à des symptômes post-traumatiques. Remplissez-le, puis essayez les stratégies de restructuration cognitive qui suivent.

Identification de l'impact à un trauma

Veuillez coter les énoncés suivants en gardant à l'esprit l'événement traumatisant que vous venez de vivre. Pour chaque énoncé, veuillez encercler le chiffre qui décrit votre accord ou votre désaccord face à cet énoncé, et ce, pour les 7 DERNIERS JOURS.

DÉSACCORD complet avec l'énoncé			Ni en accord Ni en désaccord			ACCORD complet avec l'énoncé	
1	2	3	4	5	6	7	

1. Je suis terrifié par certaines choses...	1	2	3	4	5	6	7
2. J'ai perdu une partie de moi........	1	2	3	4	5	6	7
3. Je me sens responsable des événements négatifs qui m'arrivent..	1	2	3	4	5	6	7
4. Je me sens gêné, honteux..........	1	2	3	4	5	6	7
5. Il y a quelque chose qui ne va vraiment pas chez moi............	1	2	3	4	5	6	7
6. Les autres ne peuvent jamais comprendre comment je me sens...	1	2	3	4	5	6	7
7. Je me sens submergé par des émotions.....................	1	2	3	4	5	6	7
8. Je ne fais jamais confiance aux autres.	1	2	3	4	5	6	7
9. Je crois que ce monde est un mauvais endroit où vivre.................	1	2	3	4	5	6	7
10. J'ai l'impression que je ne peux rien faire pour changer ce qui m'arrive...	1	2	3	4	5	6	7
11. J'ai passé à côté des morceaux importants de ma vie.............	1	2	3	4	5	6	7
12. J'ai peur de me permettre de ressentir certaines émotions........	1	2	3	4	5	6	7
13. Rien dans ce monde ne vaut la peine.	1	2	3	4	5	6	7

Identification de l'impact à un trauma (suite)

Veuillez coter les énoncés suivants en gardant à l'esprit l'événement traumatisant que vous venez de vivre. Pour chaque énoncé, veuillez encercler le chiffre qui décrit votre accord ou votre désaccord face à cet énoncé, et ce, pour les 7 DERNIERS JOURS.

DÉSACCORD complet avec l'énoncé	Ni en accord Ni en désaccord	ACCORD complet avec l'énoncé
1 2 3	4 5	6 7

14. Je ne crois pas que la justice existe dans ce monde.   1   2   3   4   5   6   7

15. Personne ne peut comprendre mes émotions.   1   2   3   4   5   6   7

16. Je ne m'aime pas.   1   2   3   4   5   6   7

17. Je finis toujours par prendre soin des autres sans jamais rien avoir en retour.   1   2   3   4   5   6   7

18. Je me sens isolé des autres.   1   2   3   4   5   6   7

19. Je crois que j'ai trop réagi vis-à-vis de ce qui m'est arrivé.   1   2   3   4   5   6   7

20. Je crois que ce monde n'a pas de sens.   1   2   3   4   5   6   7

21. Je me sens incapable de faire face à plusieurs situations.   1   2   3   4   5   6   7

22. Je me sens fâché dans certaines situations qui ne semblent pas mettre les autres en colère.   1   2   3   4   5   6   7

23. Je ne peux pas raconter aux autres ce qui m'est arrivé sans me sentir gêné, honteux.   1   2   3   4   5   6   7

24. Je n'ai pas confiance dans les gens. . .   1   2   3   4   5   6   7

25. J'exagère l'ampleur des choses.   1   2   3   4   5   6   7

26. Dans mes relations, je donne toujours mais je ne reçois jamais.   1   2   3   4   5   6   7

27. Je me blâme souvent après que de mauvaises choses se sont produites. . .   1   2   3   4   5   6   7

28. Je me sens seul.   1   2   3   4   5   6   7

29. J'ai peur.   1   2   3   4   5   6   7

30. Je me surprends à être fâché contre les gens.   1   2   3   4   5   6   7

Ce questionnaire a été traduit et intégré à cet ouvrage avec l'aimable permission de Bonnie Dansky, Ph. D., professeure de psychologie au département de l'université Duke en Caroline du Sud et directrice de recherche chez EPOTEC.

Maintenant, utilisez cette grille de cotation afin de comprendre vos scores:

- *Croyance en un monde mauvais*
Additionnez vos scores aux phrases 9 + 13. Score: _____

- *Croyance en un monde injuste et insensé*
Additionnez vos scores aux phrases 14 + 20. Score: _____

- *Manque de confiance dans les gens*
Additionnez vos scores aux phrases 8 + 24. Score: _____

- *Impression d'être incompris*
Additionnez vos scores aux phrases 6 + 15. Score: _____

- *Faible valeur personnelle*
Additionnez vos scores aux phrases 5 + 16. Score: _____

- *Blâme face à soi*
Additionnez vos scores aux phrases 3 + 27. Score: _____

- *Absence de réciprocité dans les relations*
Additionnez vos scores aux phrases 17 + 26. Score: _____

- *Solitude*
Additionnez vos scores aux phrases 18 + 28. Score: _____

- *Manque de légitimité émotionnelle*
Additionnez vos scores aux phrases 19 + 25. Score: _____

- *Impuissance*
Additionnez vos scores aux phrases 10 + 21. Score: _____

- *Colère*
Additionnez vos scores aux phrases 22 + 30. Score: _____

- *Peur*
Additionnez vos scores aux phrases 1 + 29. Score: _____

- *Perte*
Additionnez vos scores aux phrases 2 + 11. Score: _____

- *Honte*

Additionnez vos scores aux phrases 4 + 23. Score : _____

- *Submersion émotionnelle*

Additionnez vos scores aux phrases 7 + 12. Score : _____

Quels scores sont les plus élevés ? Les phrases auxquelles ils se rapportent concernent vos pensées les plus présentes ; celles-ci se retrouveront sûrement dans la colonne 2 de l'exercice 1.

Comment remettre en question les pensées qui nous font souffrir ?

Vous avez réussi à identifier certaines pensées automatiques ou certaines attributions qui sont présentes dans des moments d'émotions intenses. Il s'agit maintenant de considérer la pensée que vous venez d'identifier comme une *hypothèse*. Votre pensée ou votre attribution est une interprétation de la réalité et comme toute interprétation, elle peut être biaisée. Conséquemment, il importe de considérer cette interprétation comme une hypothèse de travail dont il peut être intéressant de tester la validité.

Il est important de ne plus accepter vos pensées automatiques ou vos attributions comme des faits. Peut-être sont-elles irrationnelles ? Peut-être découlent-elles d'une distorsion cognitive ? Peut-être sont-elles illogiques sans que vous vous en rendiez compte ? Pourquoi ne pas essayer de tester chacune d'elles ? Jouez le jeu, vous verrez bien ensuite !

Pour tester votre hypothèse de travail, le *questionnement socratique* constitue la stratégie de choix. On l'appelle « socratique » car Socrate utilisait ce processus pour faire réfléchir ses disciples qui faisaient partie de son groupe de philosophes. Il permet, grâce à une série de questions, de vous guider doucement vers une évaluation de vos interprétations, puis vers un examen de la validité et de la justesse de vos pensées. Il pourrait aussi vous aider à voir si certains filtres (ou distorsions cognitives) sont présents (étape 3 de la restructuration cognitive).

On regroupe les diverses questions permettant ce questionnement socratique dans trois catégories[15] :

1. Quelles sont les preuves appuyant ou réfutant cette pensée?

2. Pourrait-il y avoir une autre façon d'interpréter les mêmes faits?

3. Et si cela était vrai, quelles en seraient les conséquences?

Chacune de ces catégories regroupe plusieurs questions. Essayez de mémoriser ces questions afin de pouvoir, par la suite, les utiliser facilement dans toutes sortes de situations et pour toutes sortes de pensées.

Quelles sont les preuves appuyant ou réfutant cette pensée?

Maintenant que vous venez d'identifier votre pensée, vous la considérez comme une hypothèse de travail. La prochaine étape implique que vous tentiez de vérifier si vous avez suffisamment de preuves pour l'appuyer. Cette première question permet donc de tester la validité, la logique et la justesse de votre pensée automatique ou de votre attribution causale. En effet, habituellement, on a tendance à accepter nos pensées automatiques sans analyse critique. Il s'agit donc de se demander: quelles sont les preuves qui confirment mon interprétation des choses?

Mais pour être juste, il faut aussi se demander: quelles sont les preuves qui vont à l'encontre de mon interprétation? Quels sont les faits qui me portent à croire que je me trompe? Ces questions sont plus difficiles car nous avons naturellement tendance à nous centrer uniquement sur les éléments qui appuient nos hypothèses et à mettre de côté ceux qui les contredisent. Or, ces éléments sont très importants à considérer, puisqu'ils nous permettent de vérifier de façon plus rigoureuse la validité de nos pensées. Voici donc des exemples de questions qui pourraient vous aider dans cette première étape:

- *Sur quelles preuves est-ce que je me base pour dire cela ?*
- *Quels sont les éléments qui vont à l'encontre de cette conclusion ?*
- *Mes sources d'informations sont-elles valides et fiables ?*
- *Est-il possible que je sur-simplifie la causalité de cet événement ?*
- *Qu'est-ce qui me fait dire que c'est ça qui va arriver ?*
- *Est-ce que j'accorde vraiment la même importance aux éléments réfutant cette conclusion qu'aux preuves l'appuyant ?*

Prenons un exemple pour illustrer comment nous pouvons travailler nos pensées sur ce plan. Un jeudi soir alors qu'elle attendait en ligne dans sa succursale bancaire, Louise fut victime d'un vol à main armée. Depuis, elle présente de nombreux symptômes post-traumatiques. Elle évite tout particulièrement les endroits associés à l'argent : les banques, les guichets automatiques, les dépanneurs où elle craint d'être témoin d'un autre vol. Dans le courant de sa démarche thérapeutique, elle se rend un jour chez son fleuriste. En attendant qu'il lui prépare son bouquet, elle voit entrer un jeune homme dans la petite boutique. Sa première pensée automatique est : *« Il a l'air louche, il va sortir une arme, voler la caisse et me tuer ! »* À ce moment-là, elle est si convaincue de cette pensée qu'elle se sent immédiatement très vulnérable. Elle commence à paniquer, elle a des palpitations, des sueurs froides et n'a que le goût de s'enfuir sans prendre son bouquet. À bout de forces, elle sort soudainement de la boutique et entre chez elle.

Habituellement, elle aurait été très soulagée et se serait félicitée d'avoir fui une situation dangereuse. Mais elle a réalisé que cette attitude ne fait que renforcer sa peur, alors cette fois-ci, elle essaie l'exercice de restructuration cognitive : *« Quels sont les éléments qui me portent à croire que mon interprétation est vraie et que mon hypothèse va effectivement se réaliser ? Autrement dit, quelles sont les preuves que le jeune homme allait effectivement faire un vol à main armée ? Eh bien, il avait l'air très louche, il était mal habillé… Il attendait que le fleuriste finisse mon bouquet et il avait l'air impatient, bourru. Oh! que je n'aimais pas ça! J'avais tellement peur! En plus, il cachait ses mains dans ses poches, et ça, ça m'énervait beaucoup. Pourquoi avait-il besoin de les cacher comme ça? Il avait sûrement une arme! Ai-je une preuve qu'il avait une arme? Je dois avouer que seule ma peur me pousse à le croire, mais bon. Quelles sont les preuves qu'il n'allait pas m'attaquer et voler la caisse? Ça, c'est plus difficile... Bon, objectivement, je dois reconnaître qu'il a attendu que mon bouquet soit terminé, peut-être qu'il aurait précipité les choses s'il avait vraiment voulu voler la caisse. Il faut aussi que je m'avoue qu'on est dans un quartier tranquille et que ce n'est probablement pas une cible très payante que de voler cette caisse. En sortant, je l'ai entendu commander quelque chose, alors probablement qu'il n'aurait pas fait ça s'il avait eu de mauvaises intentions, mais on ne sait jamais, n'est-ce pas? Je n'ai pas attendu de voir ce qui s'est finalement passé, j'avais trop peur, mais quand je suis repassée devant la boutique cette journée-là, j'ai vu que tout était normal. Je me suis forcée à aller voir le fleuriste et il m'a confirmé qu'il ne s'était rien passé. Apparemment, ma peur n'était pas fondée. Si j'étais restée sur place, il ne me serait rien arrivé. »*

Vous pouvez constater que cet exercice vise à vous rendre plus habile à rechercher les preuves et les contre-preuves des pensées qui vous assaillent et qui entraînent un sentiment de détresse chez vous.

Pourrait-on interpréter ces faits autrement?

Après avoir cherché les faits qui appuient ou qui contredisent l'hypothèse, la prochaine étape consiste à vérifier si l'on ne peut pas interpréter les choses autrement. Les questions de cette catégorie élargissent notre perspective et nous aident à considérer d'autres possibilités que nos prédictions habituelles. Les auteurs de ces questions disaient que cela permet de changer notre perspective de ver de terre (*worm-eye view*) pour une vision d'oiseau (*bird-eye view*), c'est-à-dire un point de vue plus large, qui permet de considérer d'autres explications, plutôt que de rester collé à notre vision habituelle des choses[16]. Pour vous aider à considérer d'autres options, vous pouvez utiliser les questions suivantes :

– *Pourrait-il y avoir d'autres explications à ces mêmes faits ?*
– *Ceci est une bonne première hypothèse. Y en a-t-il d'autres ?*
– *Que dirais-je à une autre personne vivant la même situation ?*
– *Serait-il possible de voir les mêmes faits autrement ?*
– *Comment aurais-je considéré cette situation avant l'événement traumatique ?*
– *Qu'ai-je à perdre de cette situation ?*
– *Qu'ai-je à gagner de cette situation ?*

Si nous reprenons l'exemple de Louise, voici comment elle effectue cette partie d'exercice. «*Comment pourrais-je interpréter les mêmes événements autrement ? Je ne sais pas... je sais que mon conjoint à qui j'ai raconté ça m'a dit que des gens mal habillés, c'était pas mal courant... J'imagine que si j'envisageais d'autres explications au comportement de cet homme (autres qu'il va m'attaquer), je pourrais dire que c'était peut-être un client bizarre, mal élevé. Peut-être qu'il s'est levé du mauvais pied pour avoir l'air bourru comme ça... Remarquez, j'ai encore de la misère à croire qu'il n'est venu que pour des fleurs, mais je commence à me rendre compte que cette autre façon d'interpréter ses gestes est beaucoup plus probable: cela devait être un client bien ordinaire, un peu sec, et mal habillé... et non un voleur ou un agresseur potentiel.*»

Cette étape nous permet de mettre en évidence que certaines options aussi valables (sinon plus justes et plus fonctionnelles) que nos premières pensées automatiques ou nos premières attributions existent et que ces options valent la peine d'être considérées.

Admettons un instant que cette pensée d'origine est juste, quelles en seraient les conséquences ?

Le but de la dernière catégorie est de nous permettre d'envisager calmement ce qui arriverait si notre première interprétation de la situation était effectivement juste et vraie. L'objectif est de dédramatiser les conséquences futures ou de nous faire prendre conscience que nous avons plus de ressources que nous le pensons souvent. Voici quelques questions qui pourraient vous permettre de préciser vos craintes et de vous sentir davantage préparé :

- *En mettant les choses au pire, qu'arriverait-il ?*
- *Quelles sont les probabilités qu'un tel événement se produise ?*
- *Quel serait son véritable potentiel dangereux ?*
- *Serait-il possible de m'adapter à cette situation ?*
- *Que pourrais-je faire si mon interprétation s'avérait juste ?*

Terminons en citant l'évolution de Louise à cette étape. *« Le pire, c'est qu'il braque un revolver sur moi, me tue et vole la caisse. Sur le coup, j'ai cru que les probabilités étaient vraiment de 100 % ! Maintenant, je crois que ce pourcentage serait beaucoup moindre, cela n'arrive pas si souvent.. Mais en admettant que ça arrive tout de même, je ne sais pas comment j'aurais réagi. Probablement que j'aurais figé et que j'aurais attendu que ça se termine... Qu'est-ce que je pourrais faire d'autre ? Cela aurait été horrible ! Si je m'en étais réchappée, eh bien, je serais allée chercher de l'aide professionnelle et je m'en serais probablement sortie avec le temps, j'imagine. Si j'avais été tuée, de toute façon, il n'y aurait plus rien à faire, alors je ne sais pas pourquoi je m'en fais... »*

Exercice 2 : comment remettre en question les pensées qui me font souffrir ?

Vous pouvez utiliser ces trois catégories de questions pour tester la validité de toutes vos pensées automatiques et de vos attributions. Pour ce faire, identifiez l'une de vos pensées qui vous fait souffrir, puis précisez la situation et l'émotion qui sont présentes (comme vous l'avez fait dans l'exercice 1, à la page 129). Ensuite, dans la colonne 5, répondez aux questions qui sont posées dans la colonne 4. Vous trouverez à la page suivante un exemple pour vous donner une idée.

Exemple d'exercice 2
Grille de restructuration cognitive
avec questionnement socratique

1 Déclencheur *Quelque chose se produit...*	2 Pensée automatique *Je me dis...*	3 Émotions/ Comportements *Je ressens et je fais...*	4 Questionnement socratique *Je me demande...*	5 Réponses au questionnement *Je réponds...*
J'entends un son métallique soudain.	« C'est une explosion, c'est dangereux ! »	J'ai peur (70 %). Je me protège le visage.	Quels sont les éléments qui me font croire que c'est dangereux ?	Ce bruit ressemble à celui de l'explosion.
			Quels sont les éléments qui me font croire que c'est inoffensif ?	C'est un camion qui passe.
			Pourrait-il y avoir une autre explication ?	Oui, les autres ne trouvent pas cela dangereux, ce son est désagréable mais pas signe de danger.
			Au pire, qu'arriverait-il ?	Le camion peut freiner brusquement, il peut y avoir un accident.
			Quel est le risque que cela se produise ?	Ce risque est minime.
			Pourrais-je m'y adapter ?	Je pourrais m'y adapter et il y a peu de risques que je sois *blessé.*

Exercice 2
Grille de restructuration cognitive
avec questionnement socratique

1 Déclencheur *Quelque chose se produit...*	2 Pensée automatique *Je me dis...*	3 Émotions/ Comportements *Je ressens et je fais...*	4 Questionnement socratique *Je me demande...*	5 Réponses au questionnement *Je réponds...*

Comment identifier ce qui influence nos perceptions?

Vous êtes devenu plus habile à remettre en question vos pensées automatiques et vos attributions. Vous êtes maintenant prêt à vous demander si vous n'utilisez pas, sans vous en rendre compte, certaines distorsions cognitives.

Deux facteurs peuvent influencer nos pensées automatiques et nos attributions causales : il s'agit des distorsions cognitives et des croyances fondamentales. Nos distorsions cognitives tendent à biaiser nos perceptions de façon à reconfirmer sans cesse nos croyances fondamentales.

Nos lunettes déformantes : les distorsions cognitives

Les distorsions cognitives sont des processus de distorsion de la réalité ; ce sont des lunettes déformantes que nous avons sur le bout du nez. Ces lunettes influencent notre perception des choses sans que nous nous en rendions compte.

Nos distorsions cognitives s'arrangent pour confirmer sans cesse nos conceptions de base vis-à-vis de la réalité. Ainsi, si vous êtes convaincu que le monde est malhonnête et malveillant (croyance fondamentale), vous risquez de ne vous centrer inconsciemment que sur les éléments qui confirment votre perception (*« On mentionne dans le journal qu'il y a eu un autre crime cette semaine, les gens sont vraiment dégueulasses »*, *« Cette femme a été particulièrement désagréable avec moi ce matin, encore une preuve que la société n'est plus ce qu'elle était »*, *« On ne peut plus faire confiance à personne : la fille de mon voisin a eu des problèmes avec son prêt à la banque »*, etc.).

En même temps, il est possible que vous ayez tendance à minimiser les éléments qui pourraient contredire votre croyance fondamentale (*« Bon, d'accord, il a été très gentil avec moi, mais cela ne veut rien dire, il est sûrement juste hypocrite ou manipulateur »*, *« Elle s'est donné du mal pour m'aider mais, dans le fond, elle ne fait que son travail, il n'y a aucun mérite là-dedans »*, *« Ce n'est pas parce qu'on dit que la criminalité diminue qu'il faut croire toutes les statistiques qui passent, ce sont juste des manœuvres de politiciens »*, etc.).

Ce processus de sélection de l'information est une distorsion cognitive, comme des lunettes qui teintent votre vision des choses et qui vous incitent à porter votre attention sur certains éléments et à sous-estimer les autres. Les distorsions cognitives vous montrent la réalité d'une certaine façon. Leur objectif est de confirmer vos croyances fondamentales, et il faut dire qu'elles sont particulièrement efficaces à le faire. Aucune chance que vous remettiez en question vos interprétations avec elles! Les distorsions vous permettent de reconfirmer ce que vous croyiez déjà.

Essayez de vous demander quel genre de lunettes vous avez sur le nez depuis l'événement. Tentez de prendre conscience de vos distorsions cognitives et de les reconnaître quand elles sont à l'œuvre. N'oubliez pas qu'une distorsion n'est pas une pensée. Il s'agit du *processus* à la base de la pensée. Ainsi, si la pensée est un gâteau, la distorsion cognitive en est la recette. Pour découvrir si vous utilisez sans le savoir des distorsions cognitives, vous devez d'abord être alerte à vos pensées. Ensuite, vous vous demanderez si elles peuvent être le produit d'une distorsion quelconque. Par exemple, si vous constatez que le gâteau n'a pas levé, vous devrez vous demander pourquoi. Vous réaliserez peut-être que vous ne devez pas mettre les jaunes et les blancs d'œufs ensemble (c'est la disorsion cognitive responsable du gâteau qui n'a pas levé), mais plutôt séparés, et qu'il faut faire monter les blancs en neige avant de les incorporer au mélange.

Les distorsions peuvent prendre plusieurs formes:

- **L'inférence arbitraire :** cette distorsion très courante vous amène à faire une conclusion en l'absence de preuves suffisantes. Par exemple, lorsque vous pensez *« Je suis sûre que tout le monde remarque que je ne vais pas bien »*, *« La société est beaucoup plus agressive envers les femmes qu'avant »*, *« Je n'ai reçu aucune nouvelle de mon employeur, il*

se fout complètement de ce qui s'est passé», vous n'avez souvent aucune preuve pour soutenir ces affirmations, à
part votre perception des choses ;

- **La personnalisation :** cette distorsion fait en sorte que
vous vous sentiez personnellement concerné et responsable de la cause ou des conséquences des événements,
alors qu'ils sont peu liés à vous ou qu'aucun indice ne
permet une telle attribution. Cette distorsion est très
courante et se reflète largement dans les attributions
causales. Par exemple : *« Si j'avais fermé la porte de la
banque plus tôt, le vol ne se serait jamais produit »*, *« Il n'y a
pas eu de réception de famille cette année, probablement que personne ne voulait me voir »*, *« Ça fait trois semaines que j'attends
des nouvelles de mes indemnités, ils font exprès pour
m'écœurer »*, *« Chaque fois que je vais quelque part, il y a un
malheur »*. Si vous utilisez ce genre de distorsion régulièrement, vous avez tendance à interpréter les événements de façon très personnelle. Vous considérez aussi
que ce qui se passe est probablement de votre faute.
Cette distorsion est souvent la responsable de symptômes intenses de honte et de culpabilité chez vous ;

- **Le raisonnement émotionnel :** cette distorsion vous
pousse à vous baser sur vos émotions (et non sur les
faits) pour arriver à une conclusion. Par exemple : *« J'ai
eu tellement peur en voiture, donc c'était extrêmement dangereux »*, *« Cet homme a provoqué chez moi beaucoup de craintes,
il est sûrement très malfaisant »*, *« Je me sens très réticent à l'idée
de commencer des exercices thérapeutiques, donc ça ne doit pas
être bon pour moi de faire ça »*, *« Je me sens coupable de ce qui
s'est passé, donc je suis coupable »*. Par cette distorsion, vous
considérez que vos émotions constituent en soi une preuve
que votre pensée est vraie ;

- **L'attention sélective :** par cette distorsion, vous centrez
votre attention sur un détail et ignorez des aspects plus
importants de la situation. Vous portez votre attention
sur un aspect négligeable des choses et délaissez des éléments pouvant contredire votre croyance fondamentale. Par exemple : *« Mon conjoint ne m'a pas demandé*

comment j'allais ce matin, il est rendu indifférent envers moi» (alors qu'il a été par ailleurs très attentionné le reste de la journée), *«J'ai lu dans le journal qu'une femme a été agressée dans un parc, plus jamais je ne me promènerai dans un lieu public, c'est trop dangereux»* (pourtant, plusieurs personnes traversent les parcs sans se faire agresser...), *«Lors de mon retour au travail, j'ai remarqué que ma collègue me parlait froidement; ils ne veulent pas me voir là-bas* (pourtant, les autres collègues ont été très gentils). Dans ces exemples, on a tendance à ne pas considérer les autres faits qui pourraient contredire ces affirmations;

- **La surgénéralisation:** avec cette distorsion, on arrive à une conclusion en se basant sur un ou plusieurs petits éléments isolés et on généralise cette conclusion à l'ensemble des autres situations. Par exemple, lorsqu'on pense *«Tous les hommes sont comme mon voisin: insensibles aux femmes»*, *«Tous les malheurs n'arrivent qu'à moi!»*, *«Évidemment, la SAAQ a refusé de payer les indemnités demandées. Quelle bande d'écœurants!»*, *«Mon oncle a été agressé par un Noir, ils sont tous agressifs dans cette race-là»*, *«Je ne serai plus jamais en sécurité»*, on généralise ce qui nous est arrivé ou ce qu'on connaît aux autres situations;

- **La catastrophisation:** il s'agit d'une distorsion par laquelle on surestime le pourcentage de risques qu'un événement se reproduise ou on exagère les conséquences négatives d'un événement. Par exemple, *«La société est tellement violente! Les probabilités que je vive un autre vol à main armée dans la prochaine année s'élèvent à 80%»*, *«Je suis en arrêt de travail depuis quatre mois, mon employeur va sûrement me mettre à la porte!»*, *«Je ne m'en sortirai jamais, ma vie est finie»*, *«Mes symptômes sont si désagréables pour la vie de famille que ma fille et mon conjoint vont me quitter, j'en suis sûre»*. Dans ces exemples, on a tendance à «catastrophiser» l'impact de l'événement ou à hausser les risques qu'on vive à nouveau une telle situation. On utilise aussi cette distorsion lorsqu'on exagère l'impact de ses propres gestes lors de l'événement

(«*Je n'aurais jamais dû faire ça! Le résultat est catastrophique!*») ;

- **La pensée dichotomique:** cette distorsion nous amène à interpréter la réalité sans nuances, selon les deux extrêmes d'un continuum: c'est tout ou rien, noir ou blanc, bon ou mauvais. Par exemple: «*Les patrons sont tous des exploiteurs qui avilissent le prolétariat innocent et sans défense*», «*Mon agent d'indemnisation est absolument extraordinaire! C'est pas comme mon intervenant qui est complètement incompétent!*», «*Cette personne a fait une erreur dans mon dossier. C'est complètement inadmissible! Elle ne mérite pas d'occuper ce poste*». Avec ces pensées, on a tendance à voir les choses de façon rigide, sans aucune nuance ni souplesse.

En général, après un événement traumatique, nous utilisons inconsciemment beaucoup les distorsions cognitives afin de confirmer nos interprétations. Quelquefois, cela nous donne l'impression de nous protéger efficacement d'un autre événement traumatique. Malheureusement, ces distorsions ne nous aident pas à long terme: elles sont sources de souffrance et peuvent maintenir nos symptômes post-traumatiques. Le but de la restructuration cognitive est de parvenir à une vision des choses plus équilibrée et plus réaliste: *nous vivons dans un monde sécuritaire en général; il est peu probable qu'une personne revive un événement traumatique; d'ailleurs, en général, les événements sont prévisibles et contrôlables, et nous sommes compétents dans la plupart des situations.* Les événements extrêmes et imprévisibles peuvent se produire, mais ils sont, par définition, exceptionnels et dans de telles circonstances, nous ne pouvons pas réagir aussi efficacement que dans d'autres types d'événements.

Voici quelques questions qui pourraient vous aider à reconnaître si vous utilisez inconsciemment des distorsions cognitives.

- *Se peut-il que je filtre la réalité?*
- *Est-ce que je me base sur suffisamment de preuves pour tirer cette conclusion?*

- *Est-il possible que j'exagère ? que je surgénéralise ?*
- *Est-ce que j'utilise un type de pensée « tout ou rien » ?*
- *Est-ce que je pense en termes de certitudes plutôt que de probabilités ?*
- *Est-il possible que je me concentre sur des éléments inutiles ?*
- *Est-ce que j'utilise des phrases ou des mots extrêmes ou exagérés ?*
- *Ai-je tendance à me sentir exagérément concerné par certains événements ?*
- *Est-il possible que je prenne des exemples hors contexte ?*
- *Est-ce que je pose des jugements en me basant sur mes sentiments plutôt que sur des faits ?*

Prenons l'exemple de Catherine qui a très peur d'aller manger au restaurant depuis qu'elle a vécu une agression physique à la maison de transition où elle travaillait. L'exercice d'identification de ses pensées automatiques montre que, lorsqu'elle est assise dans un restaurant et qu'elle voit un homme seul à table, elle a automatiquement la pensée suivante : « *Il va se lever de table et m'attaquer.* » Cette pensée est si anxiogène que Catherine ressent immédiatement une grande crainte et se sent obligée de se lever de table.

Catherine a tenté de remettre en question sa pensée grâce aux trois questions du questionnement socratique. Elle s'est rendu compte qu'une agression au restaurant était vraiment très improbable, surtout dans un lieu public et sans mobile apparent. Elle a pris conscience que cette pensée était irréaliste et elle s'est demandé : « *Pourquoi un inconnu se lèverait-il soudainement de table pour m'agresser, alors que je ne le connais pas et qu'il y a plein de monde autour de nous ?* »

Ensuite, Catherine a essayé d'identifier les distorsions qui devaient être à la base de cette pensée. Elle a reconnu le raisonnement émotionnel (« *Je considérais que si j'avais peur, c'était la preuve qu'il y avait un danger* ») et la catastrophisation (« *Bien sûr, certaines personnes sont agressives, mais j'exagérais la probabilité qu'il m'agresse dans ces conditions* »). Elle a pu reconsidérer sa pensée par la suite et diminuer sa crainte au restaurant.

Y a-t-il une façon plus réaliste de voir les choses?

Après avoir remis en question les pensées et les attributions qui vous font souffrir, puis identifié les distorsions cognitives sous-jacentes, l'avant-dernière étape de la restructuration cognitive consiste à envisager une nouvelle pensée qui remplacera l'ancienne. Cette pensée sera plus réaliste, elle entraînera moins d'anxiété et de détresse et elle induira un sentiment de sécurité et de contrôle chez vous.

L'objectif *n'est pas* d'en arriver à une «pensée positive» ou à une pensée qui est illusoirement sécurisante. Le but n'est donc pas de se tourner vers des pensées irréalistes, mais de préciser le plus objectivement possible les risques de se trouver dans certaines situations.

Il peut être essentiel à cette étape de bien préciser la différence entre une pensée réaliste et une pensée qui entraîne de la détresse et maintient les symptômes. Quatre critères permettent de distinguer l'une de l'autre[17]:

- **Une pensée réaliste est vraie, démontrable et évidente**. Par exemple, la pensée dysfonctionnelle s'énoncerait ainsi: «*Aller dans une banque est toujours extrêmement dangereux*», alors que la pensée réaliste affirmerait ceci: «*Il est peu probable que je me retrouve exposée à un autre vol à main armée dans la même banque.*»

- **Une pensée réaliste s'exprime en termes relatifs et nuancés**. Par exemple, la pensée dysfonctionnelle serait: «*Tous les hommes sont des violeurs potentiels et ils ne pensent qu'à ça*», alors que la pensée réaliste avancerait plutôt ceci: «*La majorité des hommes sont respectueux envers les femmes, mais une faible minorité peuvent être dangereux et exigent de la prudence.*»

- **Une pensée réaliste entraîne des émotions modérées et supportables**. Par exemple, la pensée dysfonctionnelle dirait: «*Je ne compte pas assez aux yeux de ma femme pour qu'elle comprenne ce que je vis*», alors que la pensée réaliste s'énoncerait plutôt ainsi : « *Ma femme trouve difficile de comprendre mes symptômes post-traumatiques.* »

• **Une pensée réaliste contribue à l'atteinte des objectifs de vie.** Ainsi, une pensée réaliste entraîne moins de détresse et permet à la victime de récupérer plus facilement après l'événement, alors qu'une pensée dysfonctionnelle maintient les symptômes et prolonge la convalescence.

Exercice 3 : parvenir à une nouvelle interprétation des choses

L'exercice 3 vise à formuler une pensée réaliste qui possède le plus possible les caractéristiques mentionnées ci-dessus et qui entraîne une diminution de votre peur ou de votre détresse. Tentez de formuler une nouvelle interprétation des choses qui vous semblerait plus réaliste. Vérifiez aussi si cette nouvelle pensée entraîne une émotion différente et si vos comportements changent par la suite.

Exercice 3
Grille de restructuration cognitive finale

1 Déclencheur *Quelque chose se produit...*	2 Pensée automatique *Je me dis...*	3 Émotions/ Comportement *Je ressens et je fais...*	4 Questionnement socratique *Je me demande...*	5 Réponses au questionnement *Je réponds...*	6 Présence de distorsions?	7 Nouvelles pensées et émotions *Je ressens et je fais...*
			Preuves pour et contre ? Autre façon d'interpréter les mêmes faits ? Probabilités ? Pourrais-je m'y adapter ?			
			Preuves pour et contre ? Autre façon d'interpréter les mêmes faits ? Probabilités ? Pourrais-je m'y adapter ?			
			Preuves pour et contre ? Autre façon d'interpréter les mêmes faits ? Probabilités ? Pourrais-je m'y adapter ?			
			Preuves pour et contre ? Autre façon d'interpréter les mêmes faits ? Probabilités ? Pourrais-je m'y adapter ?			

Les dix pensées les plus courantes

Vous trouverez dans les pages qui suivent dix pensées que partagent couramment les victimes de traumatismes. Certaines des suggestions présentées ici pourraient vous aider à reconsidérer vos interprétations et à diminuer votre détresse.

« Le monde est extrêmement dangereux »

Après avoir vécu un événement traumatique, on considère fréquemment le monde et les gens comme très dangereux. Les autres paraissent peu dignes de confiance, la vie semble hasardeuse, bref, notre perception de la sécurité est complètement bouleversée. Si, auparavant, nous considérions le monde comme un endroit sécuritaire, le traumatisme a complètement bouleversé cette impression et nous ne savons plus ce qui est sûr et ce qui est dangereux. Nous doutons ainsi souvent de notre jugement : « *Je me suis basé sur mon impression et je me suis trompé puisque le traumatisme a eu lieu. Est-ce que je peux encore me fier à mon jugement ?* » Les gens que nous considérions comme fondamentalement bons nous semblent maintenant suspects. Et puis, nous remarquons rapidement les nouvelles faisant état d'actes de violence et nous percevons la société comme étant beaucoup plus agressive qu'auparavant.

Certaines personnes avaient déjà l'impression, avant l'événement, que le monde était un endroit dangereux. Dans ce cas, le traumatisme a fortement confirmé, voire exacerbé, leur interprétation : les gens leur semblent encore plus méchants, et la société, plus violente.

La pensée que le monde est extrêmement dangereux est donc très courante chez les victimes de traumatisme. En général, elle contribue fortement au maintien des symptômes post-traumatiques. En effet, croire que le monde est extrêmement dangereux est une perspective alarmante qui provoque des symptômes d'anxiété. De plus, on a l'impression qu'on doit se prémunir sans arrêt contre un danger diffus, ce qui augmente les symptômes d'hypervigilance. Enfin, on a l'impression qu'il est utile d'éviter toutes sortes de situations parce que cela permet d'être «à l'abri» d'un autre événement, ce qui fait qu'on évite de plus en plus. C'est un cercle vicieux. L'évitement nous empêche de retrouver notre autonomie mais, surtout, il maintient notre pensée. Nous finissons par croire que c'est parce que nous sommes restés cloîtrés à la maison qu'il ne nous est rien arrivé. Nous persistons dans notre croyance que le monde extérieur est hostile et notre évitement ne nous permet pas de tester et de contredire cette pensée, par exemple en prenant conscience que même si nous étions sortis de la maison, il ne nous serait rien arrivé.

Nous confirmons donc sans cesse notre interprétation sans la remettre en question... et le monde nous paraît toujours extrêmement dangereux. Quoi faire?

- **Utilisez le questionnement socratique.** Il pourrait être très aidant de faire une liste des preuves appuyant l'hypothèse que le monde est extrêmement dangereux, puis de dresser une liste de tous les éléments qui contredisent cette hypothèse. (À ce sujet, n'oubliez pas d'inclure les statistiques indiquant une baisse du taux de criminalité, vos expériences passées non dangereuses, l'opinion de vos proches, etc.) Pour ce faire, divisez une feuille en deux et inscrivez d'un côté les preuves appuyant votre pensée et de l'autre les éléments qui confirment que le monde n'est pas un endroit extrêmement dangereux et qu'il peut être sécuritaire à plusieurs égards.

- **Vérifiez la présence de distorsions cognitives.** Identifiez les distorsions qui peuvent être à la base de cette perception: par exemple, est-il possible que vous utilisiez la surgénéralisation (ne voir que les actes de violence dans le monde en généralisant à l'ensemble)? Se peut-il que vous portiez une attention particulière sur ce type de situations (c'est-à-dire en ne vous attardant qu'aux actes de violence tout en minimisant le nombre d'actes bons)? Se peut-il également que vous ne remarquiez que ce qui confirme votre impression, soit que le

monde est extrêmement dangereux, et que vous mini-
misiez les éléments qui prouvent le contraire?

- **Calculez les probabilités d'un événement précis.** Tentez
d'évaluer les probabilités *réalistes* qu'un acte de violence
se reproduise. À quel pourcentage évaluez-vous le
risque que vous reviviez aujourd'hui un autre événement traumatique? Demandez à vos proches ou à vos
amis de faire cet exercice, puis comparez vos calculs et
tentez de voir si vos évaluations sont justes.

- **Dressez une liste des avantages et des inconvénients de
cette pensée.** Divisez une feuille en deux. D'un côté,
dressez une liste des avantages de considérer le monde
comme un endroit extrêmement dangereux (par exemple:
moyen de protection) et de l'autre côté, indiquez-en tous
les inconvénients (par exemple: isolement, état d'alerte
constant et peu rentable, perte de plaisir, etc.). Ensuite,
comparez vos réponses et demandez-vous si le fait de
continuer à croire que le monde est extrêmement dangereux vous aide vraiment dans la vie.

- **Identifiez les précautions raisonnables.** L'objectif ici
n'est pas du tout de vous faire envisager une vision rose
bonbon de la vie et des gens. Il s'agit plutôt d'arriver à
une perception du monde plus réaliste. Envisagez, d'un
côté, les précautions ainsi que les comportements de
vigilance qui sont raisonnables, utiles, appropriés et qui
ont un bon rapport «coûts-rendement», et, de l'autre,
ceux qui sont inutiles et coûteux. Par exemple, éviter
complètement de sortir de chez soi comporte un très
haut coût (perte d'autonomie, environnement dépres-
sogène, diminution importante de la qualité de vie, vie
sociale minimale, peu de stimulations, etc.). En même
temps, le fait de sortir n'importe où et à n'importe
quelle heure ne serait pas tout à fait raisonnable non
plus. La question est donc: pourrais-je envisager des
précautions raisonnables avec lesquelles je me sentirais
à l'aise et qui pourraient, de façon réaliste, induire un
bon niveau de sécurité sans pour autant amenuiser con-
sidérablement ma qualité de vie? Ainsi, sortir en groupe

et dans des endroits publics, verrouiller ses portes de maison ou certaines fenêtres peuvent être des précautions raisonnables sans pour autant mettre en péril votre autonomie et votre qualité de vie. Ces comportements vous aideront beaucoup à vous sécuriser. Pour obtenir un sentiment de sécurité en béton, il vous faudrait adopter des comportements extrêmes qui, pour une faible augmentation de la sécurité (par rapport à d'autres comportements, disons, plus raisonnables), exigeraient un coût très élevé en temps et en énergie et vous priveraient d'une vie normale. Il est important de saisir qu'il y a toujours un risque de vivre un événement traumatique, et ce, pour tout le monde, en toutes occasions : un trauma est, par nature, exceptionnel, imprévisible et incontrôlable. Ce faible pourcentage de risque ne dépend pas de vous et restera présent peu importe ce que vous ferez ; ce fait est vrai pour n'importe qui. Tout ce que nous pouvons faire, c'est d'adopter certains comportements de prévention, mais, malgré tout, nous ne pourrons jamais contrôler à 100 % ce qui nous arrive. Être au mauvais endroit, au mauvais moment ne dépend pas que de vous...

« Ce qui est arrivé est de ma faute »

Certaines victimes ont vraiment l'impression que l'événement s'est produit à cause d'elles. Elles se sentent responsables de ce qui s'est produit, coupables d'avoir causé l'événement. Plusieurs pensent inconsciemment ainsi trouver un sens à ce qu'elles ont vécu : *« En pensant que c'est de ma faute, je m'explique un événement qui serait incompréhensible et qui semble n'avoir aucun sens autrement. »* Par contre, cette croyance provoque aussi beaucoup de symptômes dépressifs (autocritique, blâme, découragement, dévalorisation, tristesse) et aggrave souvent les symptômes post-traumatiques. Comment faire face à cette pensée ?

- **Souvenez-vous des caractéristiques du jugement *a posteriori*.** Rappelez-vous comment il est facile de juger de ses

actions après coup, alors que l'on connaît le déroulement de l'événement. Remarquez à quel point l'environnement actuel est propice à la réflexion et à
l'analyse, alors que, lors de l'événement, il a fallu réagir
en une fraction de seconde. Rappelez-vous que, sans
vous en rendre compte, vous accordez sûrement beaucoup d'importance à tout ce que vous «auriez dû faire»
ou aux gestes que vous regrettez avoir faits. Notez comment vous minimisez les éléments contradictoires qui
étaient présents lors de l'événement et les raisons qui
vous ont fait choisir telle attitude. Toutes ces caractéristiques contribuent à biaiser votre jugement à votre égard
et à vous rendre excessivement sévère. N'oubliez pas
que vous avez tenté de vous adapter en quelques
secondes à un événement hors du commun et que vous
avez fait le mieux sur le coup, dans les circonstances. Il
est toujours très facile (maintenant que toute panique
est absente) de se juger et de se reprocher sévèrement
ce qu'on a fait dans le passé.

• **Est-ce deux poids, deux mesures (*double standard*)?** Il
peut être étonnant de constater que les victimes blâment souvent beaucoup plus sévèrement leurs comportements que si elles avaient à juger les actions de
quelqu'un d'autre... Peut-être pourriez-vous vous
demander comment vous auriez réagi si un ami avait fait
la même chose que vous lors de l'événement. Le
jugeriez-vous aussi sévèrement? Seriez-vous plus indulgent? Que lui diriez-vous? Pourquoi adoptez-vous une
mesure différente selon que vous avez fait ces gestes ou
que quelqu'un d'autre les a faits?

• **Soyez indulgent envers vous-même.** Le blâme que vous
vous adressez est-il utile actuellement? Est-ce que cette
pensée vous sert? Est-ce que le fait de vous blâmer vous
aide à traverser cette épreuve? Pourquoi ne pas profiter
de cette occasion pour reconsidérer vos attentes envers
vous-même? Vous avez peut-être été tout le temps exigeant envers vous. Peut-être exigez-vous la perfection.

Peut-être est-ce vraiment important pour vous d'être performant ou parfait en tout temps. Est-il nécessaire de conserver ces exigences ? Sont-elles utiles ? Est-il possible de les ramener à un niveau raisonnable ? Est-il possible de faire preuve de plus de compréhension et d'acceptation face à vous-même ? Est-ce vraiment nécessaire d'être si exigeant pour se faire aimer ou pour être efficace ? Demandez-vous si votre sévérité vous est utile et si elle est caractéristique de vos réactions à tout ce que vous vivez en général. Si oui, pourriez-vous considérer un changement sur ce plan et profiter de cette occasion pour établir une relation moins tyrannique envers vous-même ?

- **Envisagez la fonction de votre blâme.** Certaines victimes utilisent le blâme pour se punir ou pour expier une faute. Envisagez sérieusement si le fait d'entretenir une telle pensée vous sert à quelque chose. Êtes-vous en train de vous « racheter » par la souffrance ? de vous punir d'une de vos actions ou d'un de vos comportements passé et qui vous pèse ? Vous dévaloriser ou vous faire porter tout le poids de ce qui s'est passé est-il une façon d'expier quelque chose ? Êtes-vous en train de vous punir en vous faisant encore plus mal ? Est-ce une façon de vous assurer que « vous comprenez quelque chose » afin qu'un tel événement « ne se reproduise plus » ? Est-ce vraiment sain ? Cela vous est-il vraiment utile ?

- **Explorez votre spiritualité.** La spiritualité joue un grand rôle dans notre compréhension des causes de ce qui nous arrive. Il pourrait être intéressant de mesurer le rôle de votre spiritualité dans votre blâme. Croyez-vous en un Dieu vengeur ? Avez-vous l'impression que vous *devez* être dur envers vous-même ? Croyez-vous en un karma où tout ce qui nous arrive dépend de ce que nous avons fait ? Croyez-vous que nous avons toujours la maîtrise parfaite de notre vie et que nous provoquons « inconsciemment » ce qui nous arrive ? Quelquefois, nos croyances religieuses influencent la façon dont nous nous attribuons le blâme de ce qui s'est passé, et vivre un événement traumatique peut être une occasion de voir si ces croyances nous aident ou, au contraire, si elles contribuent à notre détresse.

« Ce qui m'est arrivé est honteux »

La honte est un sentiment qui découle de ce qu'on pense que les autres pensent de nous. Elle est basée sur un jugement impliquant le regard des autres et de la société. Elle peut entraîner le retrait, voire l'isolement social, un intense sentiment de dévalorisation et une profonde gêne. Notre vision de ce que la société et l'entourage vont penser de nous est directement impliquée dans notre honte. Comment s'en départir ?

• **Examinez vos valeurs sociales.** Il est souvent intéressant d'examiner d'où provient ce sentiment de honte. Quels sont les jugements de votre entourage et les valeurs de votre milieu social qui encouragent cette vision honteuse de vous-même et de ce que vous avez vécu ?

• **Examinez la justesse de votre impression.** Est-il vrai que les gens qui seraient au courant de ce que vous avez vécu vous jugeraient si durement ? Votre comportement a-t-il vraiment été si honteux ? Divisez une feuille en deux ; d'un côté, indiquez quelles sont les preuves qui vous portent vraiment à croire que c'est honteux aux yeux de votre entourage ; de l'autre côté, inscrivez les faits qui vous poussent à penser que vous seriez jugé moins sévèrement que vous ne le craignez.

• **Réévaluez l'importance accordée au jugement des autres.** Notre honte est souvent très liée à l'importance que nous accordons au jugement des autres. L'importance que vous accordez à leur jugement est-elle prédominante dans votre vie ? Pourriez-vous identifier en quoi ce jugement est essentiel pour vous ? Ce que pensent les autres a-t-il vraiment tant d'importance ? Est-il possible de remettre en question la place que le jugement des autres occupe dans votre vie? Cela vous empêche-t-il quelquefois de prendre certaines décisions? Avez-vous l'impression que vous devez constamment tenter de gagner l'approbation des autres? L'opinion de votre entourage vous sert-elle ou, au contraire, vous nuit-elle?

- **Travaillez votre estime de soi.** *Peu importe* l'événement traumatique que vous avez vécu, *il ne change rien* à votre valeur personnelle. Vous avez toujours autant de valeur, vos qualités précédentes sont toujours là... Tout ce qui faisait de vous une personne unique, intéressante et digne d'être aimée est toujours présent. Toutefois, à la suite d'un trauma, on se perçoit différemment et on a l'*impression* de ne plus avoir de ressources, on a l'*impression* de ne plus être digne d'être aimé, ou de ne plus avoir de valeur. En fait, nos forces et nos qualités sont encore là, en dormance, et reviendront quand nos symptômes auront quelque peu diminué. Tentez de ne pas vous autoflageller pour ce que vous avez vécu. Ce comportement est inutile et dévastateur. Contribuez-vous à miner votre estime de soi? Est-ce vraiment utile et constructif? Vous serait-il possible de vous faire confiance pour traverser cette épreuve? de vous assurer que vous êtes toujours digne d'être aimé?

- **Tentez de partager votre expérience.** Garder le secret sur ce qu'on a vécu parce qu'on en a honte maintient souvent nos symptômes post-traumatiques. De plus, cette attitude renforce l'impression que notre trauma est tabou, honteux, et qu'on est «sali», «souillé» depuis qu'on l'a vécu. Pourquoi ne pas tenter de partager ce qui vous est arrivé avec quelqu'un de confiance? Les gens sont souvent plus indulgents, compréhensifs, et plusieurs comprennent souvent mieux ce que l'on a vécu que ce à quoi on s'attend. Votre confident peut être un bon ami, un parent avec qui vous avez une complicité, une collègue de travail qui vous est proche ou un professionnel de la santé mentale. Choisissez une personne en qui vous avez confiance. Tentez de partager avec elle ce que vous avez vécu et ce qui vous remplit de honte. L'expérience de vous sentir écouté et respecté vous permettra peut-être de remettre en question vos jugements sévères envers vous-même et de vivre un échange empreint de compréhension et d'acceptation inconditionnelle...

« *Ce qui allait se passer était évident.* *J'aurais dû empêcher l'événement* »

Évidemment, après un événement traumatique, on a souvent l'impression que le déroulement était prévisible. On pense que, si on avait vraiment « prêté attention », on aurait « vu venir » l'événement et que, conséquemment, on aurait pu l'éviter. On met souvent beaucoup l'accent sur certaines informations qui nous semblent évidentes *a posteriori* et on oublie que, lors de l'événement, celles-ci étaient noyées dans un flot de détails qui n'avaient pas de sens.

- **Remarquez le processus d'évaluation *a posteriori*.** Après qu'on a vécu un événement traumatique, on a l'impression qu'il était parfaitement prévisible. On se centre alors sur des éléments précis et on déduit qu'ils pouvaient annoncer ce qui allait se passer. On ne réalise pas que, lors de l'événement, ces éléments baignaient dans un flot de données et que c'est seulement maintenant (maintenant que l'on sait comment tout cela s'est terminé) que l'on peut déterminer les éléments prédicteurs. Plusieurs victimes considèrent qu'elles auraient « *dû le savoir* », que « *cela était évident* », sans réaliser qu'elles *ne possédaient pas*, à ce moment-là, les informations qu'elles ont maintenant en main (donc après la conclusion de l'événement traumatique). De plus, plusieurs victimes croient souvent qu'elles « savaient » ce qui allait se passer avant même qu'il soit possible de prédire le déroulement des événements. Ces mécanismes sont responsables de beaucoup de sentiments de culpabilité inutiles et peu constructifs. Tentez de vous remettre dans votre état d'esprit avant l'événement et de remarquer toutes les informations que vous minimisez maintenant. N'oubliez pas qu'un événement traumatique est, par nature, exceptionnel et que nous avons tous tendance à croire que cela ne peut arriver qu'aux autres.

• **N'exagérez pas votre pouvoir**. Le jugement *a posteriori* a pour effet de biaiser notre évaluation de notre capacité à prévenir l'événement. Parce qu'on sait comment l'événement se termine, on croit qu'on aurait pu facilement l'empêcher. De plus, dans tous les scénarios que l'on bâtit après coup, on envisage peu que nos tentatives « virtuelles » pour empêcher l'événement puissent échouer. Ainsi, nous nous voyons en train de prévenir l'événement sans réaliser que notre pouvoir n'est pas absolu et que ce qui nous arrive ne dépend pas que de nos actions. Nous ne pouvons pas toujours retenir ni éviter un événement même en le voulant. Est-il possible que vous exagériez la force de votre pouvoir ? Tentez de reconsidérer ce que vous auriez pu *humainement* faire.

« J'avais un poste de responsabilité, je suis donc responsable de ce qui s'est passé »

Vivre un événement traumatique est, par nature, difficile. Certaines victimes le subissent alors qu'elles occupent un poste comportant de grandes responsabilités et qu'elles se sentent particulièrement impuissantes ou démunies face à ce qui se passe. Par exemple, le pompier, le médecin ou le policier qui doivent faire face à un incendie majeur, à une catastrophe d'envergure ou à un attentat dévastateur et qui assistent, impuissants, à la mort de certaines personnes sont ensuite non seulement traumatisés par ce qu'ils ont vu, mais se sentent parfois responsables de la situation. De la même façon, le chef de service, le responsable dans une banque, le chef de chantier, etc., qui, par leur fonction, se doivent « de réagir parfaitement et de se maîtriser » ne peuvent se permettre des failles et se blâment tout particulièrement de ce qu'ils ont fait ou auraient dû faire. Votre sentiment de responsabilité est-il approprié?

- **Examinez la validité de votre pensée.** Les victimes exagèrent souvent leur degré de responsabilité dans la cause de l'événement ou dans les conséquences qui ont suivi. Quelles preuves vous permettent de croire que vous êtes responsable de ce qui s'est passé? Quels éléments vous prouvent que vous n'êtes pas responsable de l'événement? Faites-en une liste. Vous accordez-vous un pouvoir réaliste ou vous donnez-vous trop de pouvoir? Être dans un poste d'autorité ou de responsabilité fait-il automatiquement de vous la «cause» de ce qui s'est passé?

- **Envisagez toutes les causes responsables de l'événement.** On a souvent tendance à ne pas considérer l'ensemble des causes responsables de l'événement. Est-il possible que vous vous centriez seulement sur certaines circonstances qui auraient pu être évitées mais qui n'auraient peut-être pas influencé le cours général de l'événement?

- **Confondez-vous prévention et cause?** Il arrive souvent que l'on confonde notre perception (on aurait pu *prévenir* l'événement) avec notre interprétation (on *a causé* celui-ci). Par exemple, vous pouvez toujours vous dire: «*Si je n'avais pas marché à cette heure-là dans le parc, cela ne se serait peut-être pas produit.*» Par contre, vous ne pouvez pas dire que *par* ce comportement, vous avez causé l'événement et que c'est donc de votre faute si vous avez été agressée. Marcher dans un parc ne crée pas un agresseur! Autre exemple: «*Si j'avais accéléré le processus d'achat des vitres antiballes, le vol à main armée ne se serait pas produit dans la succursale.*» En fait, cet achat aurait peut-être diminué les risques inhérents aux vols à main armée, mais il n'aurait pas empêché qu'un vol se produise. Votre comportement peut avoir augmenté certains facteurs de risque, mais il *n'a pas*, en aucun cas, *causé* ce qui s'est passé.

- **Confondez-vous travail professionnel et capacités humaines?** Il arrive que certaines victimes confondent leur position professionnelle avec leurs capacités réelles lors de l'événement: «*Je suis ambulancier, c'est mon travail de sauver des gens. Donc, j'aurais dû être capable de les garder en vie.*» N'oubliez pas que, *peu importent* les formations que vous avez reçues ou les responsabilités que vous aviez lors de l'événement, un traumatisme est un événement exceptionnel: les circonstances ne se comparent souvent en rien aux cours que nous avons suivis et nos émotions sont alors diamétralement différentes de celles que nous vivions durant notre entraînement. Êtes-vous en train d'exagérer ce que vous pouviez faire lors de cet événement? Confondez-vous ce que vous auriez aimé faire et ce que vous pouviez humainement faire? Vous exigez-vous des réactions de surhomme ou de surfemme qui ne sont pas affectés par les émotions du moment? Vous attendez-vous à réagir parfaitement sous prétexte que vous avez suivi une formation en ce sens?

- **Comprenez le rôle de votre blâme.** Comme nous l'avons vu auparavant, il est important de réaliser que, paradoxalement, les blâmes que l'on s'adresse peuvent quelquefois nous servir (nous servir mal, mais nous servir tout de même). Ainsi, le fait de considérer que nous sommes responsables de ce qui s'est passé peut contribuer à diminuer nos craintes face à un autre traumatisme: «*Je suis responsable de ce qui s'est produit car j'ai agi d'une certaine façon. Je suis donc protégé d'un autre trauma car je n'ai plus ce comportement et, conséquemment, cela ne peut plus m'arriver.*» En fait, cela peut nous procurer une fausse impression de contrôle et nous porter à croire que nous pouvons ainsi éviter un autre événement. D'autre part, cette impression de responsabilité peut servir aussi à conserver intactes certaines de nos croyances spirituelles, notamment «*Il n'y a pas de hasard*», «*Je paie pour mes fautes passées*» ou «*Nous méritons ce qui nous* *arrive dans la vie»*. Est-il possible que les blâmes que vous vous adressez vous donnent l'impression d'avoir plus de contrôle et de sécurité? Avez-vous l'impression qu'ils vous permettent de ne pas ébranler certaines croyances importantes pour vous?

- **Considérez la leçon de façon constructive.** Admettons que, ayant tout considéré, vous affirmez toujours avoir une certaine part de responsabilité dans l'événement. Serait-il possible de considérer cela comme une occasion de grandir et d'apprendre? La vie n'est qu'une longue suite d'occasions de s'améliorer, de comprendre des choses sur soi, de tenter de grandir psychologiquement. Si vous considérez qu'il y a eu une réelle négligence de votre part et que celle-ci a pu jouer dans le déroulement des événements, que pouvez-vous faire maintenant? Vous blâmer éternellement? Vous autoflageller indéfiniment? Vous dévaloriser? Porter le poids de ce qui s'est passé? Avoir honte de vous? Tout cela ne changera rien à ce qui est arrivé... Peut-être serait-il plus utile de vous demander comment vous pouvez rendre cette expérience constructive pour vous et pour les autres autour de vous.

«J'aurais dû mieux réagir lors de l'événement»

Les victimes considèrent souvent que leurs actions au cours de l'événement n'étaient pas pleinement justifiées. *A posteriori*, des dizaines d'autres actions peuvent nous sembler plus pertinentes et nous pouvons passer de nombreuses heures à nous reprocher ce que nous avons fait et à envisager «comment les choses auraient été tellement mieux si nous avions plutôt agi d'une autre façon». Comment tester la validité de cette pensée?

- **Prenez conscience que vos actions étaient peut-être les seules possibles.** Plusieurs victimes évaluent à la baisse la valeur de leurs actions lors de l'événement, alors que, en réalité, il était impossible de manifester d'autres comportements. Mettez en évidence honnêtement ce qui était envisageable à ce moment-là et reconnaissez que le choix des options n'était pas infini.

- **Cessez de comparer vos actions avec celles que vous auriez aimé faire *a posteriori*.** Certaines victimes comparent la valeur de leurs actions avec des actions potentielles qui ne leur sont apparues qu'après l'événement. Il serait peut-être plus juste d'évaluer ces actions potentielles selon les données que vous possédiez avant ou lors de l'événement, et non pas avec les données que vous avez maintenant en main.

- **Envisagez aussi les conséquences négatives possibles des actions potentielles.** Il est très facile de se dire que l'on aurait dû faire ceci ou cela, mais on envisage rarement que ces actions puissent entraîner des conséquences négatives. Ne portez pas votre attention uniquement sur les avantages et les conséquences positives qui auraient découlé de ces actions potentielles. Considérez toutes les options et reconnaissez que certaines actions auraient pu aggraver la situation ou, à tout le moins, aboutir au même résultat.

- **Ne minimisez pas la valeur des gestes que vous avez faits.** Plusieurs victimes minimisent les avantages de leurs gestes lors de l'événement. Or, justement, ces gestes ont peut-être contribué à ne pas aggraver la situation. Quels sont les «bons coups» que vous avez faits? Vous savez, quelquefois, collaborer avec l'agresseur est l'unique chose à faire pour diminuer le potentiel de violence de l'agression.

- **Reconnaissez que votre processus de décision actuel est différent de celui qui était présent lors de l'événement.** Notre processus de prise de décisions lors d'un événement traumatique est diamétralement différent de celui que nous utilisons lors de situations contrôlées qui permettent d'examiner les diverses options potentielles.

« J'ai violé mes valeurs personnelles lors de l'événement »

Parce qu'elles n'ont pu réagir d'une façon qui leur semble parfaite, plusieurs victimes considèrent qu'elles ont violé leurs valeurs personnelles. Elles s'en veulent de certains actes qui ne leur ressemblent pas ou dont elles ont honte. Elles ont l'impression d'avoir violé leurs règles d'éthique personnelles et ne se le pardonnent pas.

*   **N'oubliez pas qu'on réagit du mieux qu'on peut lors d'un événement traumatique**. Oui, on réagit du mieux possible, et non pas d'une façon parfaite. Dans une situation où *toutes* les actions possibles vont entraîner des conséquences négatives, choisir celles qui pourraient en causer le moins est en soi une excellente chose.

*   **Considérez vos intentions**. Les victimes se blâment souvent d'avoir violé leurs valeurs personnelles sans considérer que leurs *intentions* étaient congruentes avec leurs valeurs. Elles jugent de leurs actions sur la base du résultat, plutôt que de considérer leur intention préalable. Se peut-il que, même si vous n'avez pu agir de la façon que vous auriez voulu, vos intentions aient tout de même correspondu à vos valeurs ?

« Je suis nul, incompétent et faible »

Le fait de vivre un événement traumatique et de souffrir de celui-ci entraîne souvent une profonde dévalorisation de soi. Nous avons alors tendance à ne remarquer que nos limites et nos défauts ; comme nous nous sentons fragiles et sensibles, que notre moral est à zéro et notre anxiété, au plafond, nous croyons facilement que nous sommes absolument nuls. Comment revenir à une appréciation plus juste ?

*   **Cherchez la présence de distorsions cognitives**. Il est fort probable que vous utilisiez sans le savoir des distorsions cognitives qui confirment votre perception : il s'agit souvent d'une *surgénéralisation* (vous ne remarquez que vos limites et vous généralisez à l'ensemble de

votre vie et de votre personnalité) ou d'une *attention sélective* (vous portez davantage votre attention vers vos défauts et vous minimisez vos qualités ou vos bons coups). Il est possible aussi que vous considériez un trait de personnalité comme particulièrement négatif («*Je suis trop confiante envers les gens, donc je vais toujours me faire bouffer la laine sur le dos*», «*Je réalise que j'accorde beaucoup d'importance à la performance, donc je suis un être froid et qui restera seul à jamais*»). Soyez aussi alerte à accorder la même importante à vos limites qu'à vos forces. N'oubliez pas que nous avons souvent tendance à minimiser nos forces: «*C'est normal*», «*Tout le monde ferait la même chose*», «*C'est la moindre des choses*». Par contre, nous sommes généralement beaucoup plus sévères vis-à-vis de nos limites: «*Je suis pire que les autres*», «*C'est pathologique*», «*C'est vraiment signe que je suis en train de dépérir*».

- **Remettez en question la validité de cette pensée.** Dressez une liste des preuves qui appuient votre hypothèse que vous êtes nul, incompétent ou faible. Ensuite, faites une liste de tous les éléments qui vous prouvent le contraire. Bref, indiquez vos mauvais coups, mais n'oubliez pas vos réussites. Remarquez les compliments que l'on vous fait et inscrivez-les. Ne passez pas sous silence vos forces, vos qualités, vos compétences et vos talents. Il est impossible que vous soyez «nul en tout et en tout temps». Pouvez-vous reconnaître vos compétences dans certains domaines et dans diverses circonstances?

- **Travaillez sur vos attentes irréalistes.** Il se peut que votre perception de vous découle d'attentes tellement exigeantes, voire irréalistes, que vous ne puissiez qu'échouer face à elles. Pour y voir plus clair, précisez ce que vous attendez de vous. Vos attentes sont-elles réalistes et humaines? Sont-elles si élevées qu'elles vous placent automatiquement en position d'échec?

- **Dressez une liste de vos compétences quotidiennes.** Durant toute une journée, dressez une liste de toutes les bonnes choses que vous faites: les gestes positifs, les situations où vous sentez que vous avez le contrôle, les circonstances dans lesquelles vous avez été compétent, les compliments qu'on vous a adressés, les moments où l'on vous a remercié, etc. L'objectif de cet exercice vise à favoriser une meilleure évaluation de vos propres ressources et une prise de conscience de vos compétences.

- **Confondez-vous symptômes et incompétence ?** Évidemment, si vous souffrez de symptômes post-traumatiques, vous êtes beaucoup moins efficace qu'auparavant. Vous avez des problèmes de concentration, des difficultés dans vos relations, des comportements d'évitement ou d'isolement. Ces symptômes sont temporaires. Ne trouvez-vous pas qu'il n'est pas très honnête envers vous-même de prendre un moment si difficile pour juger de votre compétence ou de votre valeur personnelle ? Prenez le temps de vous remettre de vos symptômes, reconstruisez votre confiance en la vie, puis vous pourrez juger de votre valeur personnelle. Actuellement, vos symptômes biaisent votre jugement.

« *La vie n'a aucun intérêt ni aucun sens* »

Subir un événement traumatique bouleverse profondément notre façon de voir la vie. Nos conceptions passées sont remises en question, certaines de nos activités nous semblent maintenant futiles, anodines, voire sans intérêt. Après avoir vécu un événement si grave et si important, tout nous semble fade. Ces réactions sont normales et souvent temporaires mais sur le moment, ce désintérêt général pour la vie peut nous sembler inquiétant et permanent. Comment voir les choses différemment ?

- **Dressez une liste des activités autrefois agréables.** Inscrivez dans votre liste au moins 20 activités qui vous enthousiasmaient auparavant, des plus minimes aux plus importantes: par exemple, prendre un bain moussant, faire du bateau, marcher dans le bois, aller à la pêche, recevoir un massage, visionner un film d'aventures, lire un roman, jouer de la guitare, aider les enfants avec leurs devoirs, jouer au base-ball, cuisiner, faire de la plongée sous-marine, regarder le coucher de soleil, etc. Ensuite, ajoutez à cette liste les activités qui pourraient être intéressantes maintenant.

• **Imposez-vous des activités quotidiennes.** Intégrez à votre horaire les activités que vous avez nommées ci-dessus. Pour retrouver le goût à la vie, vous devrez, au début de chaque semaine, prévoir les activités que vous allez faire et les inscrire sur un calendrier ou dans un agenda. Considérez ces activités comme des exercices et faites-les *même si* vous n'en avez aucune envie. Il est important de sortir à l'extérieur *tous les jours* et de vous adonner à au moins une de ces activités *tous les deux jours, et ce, même, et surtout, si vous n'en avez aucune envie* actuellement. Ce programme est souvent utilisé pour des personnes dépressives et son efficacité a été prouvée. Le danger avec le désintérêt, c'est qu'il s'auto-renforce : moins nous avons le goût de faire des choses, plus cela nous déprime, et plus cela nous déprime, moins nous avons le goût de bouger. Il s'ensuit une spirale descendante qui maintient notre désintérêt ainsi que nos symptômes de tristesse et de dépression. Consé-quemment, il est important de s'efforcer de sortir tous les jours et de s'imposer des activités. Ce faisant, nous recommençons à être stimulés, nous sommes exposés à autre chose qu'à nos idées déprimantes, nous faisons l'expérience de situations plaisantes. Même si cela semble difficile pour vous, prévoyez au début de chaque semaine ce que vous allez faire et efforcez-vous de faire vos activités et de sortir.

• **Revoyez votre sens existentiel et votre spiritualité.** La recherche d'un sens à sa vie est souvent essentielle après avoir passé près de la mort ou après avoir été meurtri par la méchanceté humaine. Vos priorités ont sans doute changé, vos valeurs ont été bouleversées et vous êtes peut-être confus face à ce bouleversement. Il faut du temps pour digérer cette nouvelle adaptation. La reconstruction d'un système de valeurs prend du temps, car il est difficile de retrouver un sens à sa vie et à la nature du monde. En fait, cette remise en question est non seulement possible, mais elle permet, dans la plupart des cas, une grande évolution personnelle. Ce travail permet de grandir, d'évoluer, de se transformer pour le mieux. Il donne un sens à ce que nous avons vécu et permet de voir l'expérience traumatique comme une aventure utile et non pas comme un événement dévastateur et inutile. Ce temps d'arrêt pourra peut-être vous permettre de reconsidérer vos conceptions, de redéfinir vos valeurs et de repartir d'un nouveau pied vers la vie et vers les autres. N'oubliez pas que vous pourrez traverser cette épreuve. Gardez en tête que vous retrouverez la joie de vivre ainsi que la capacité d'aimer et de refaire confiance même si cela vous semble hors de portée actuellement.

- **Transformez votre expérience négative en une expérience constructive qui donne un sens**. Personne ne choisit de vivre un événement négatif mais, à un certain moment, on peut choisir de le transformer en levier de changement. Pensez, par exemple, à ces mères de famille qui ont perdu un enfant et qui militent pour que ces tragédies ne se répètent pas ; à ce père de famille qui a perdu une fille par noyade et qui a inventé une poupée afin de favoriser une meilleure formation chez les sauveteurs et les ambulanciers ; à ces femmes qui se sont regroupées pour créer des centres d'hébergement pour femmes violentées et agressées sexuellement ; à ces militants qui ont créé les compensations pour les victimes d'accidents de la route ou d'accidents du travail ; à ces citoyennes qui ont obtenu que les femmes puissent demander au chauffeur d'autobus de s'arrêter un peu plus près de chez elles la nuit. Des exemples comme ça, il y en a des centaines. Les expériences traumatiques peuvent aider à améliorer le monde, à créer une conscientisation sociale, à dénoncer la violence et à obtenir des services plus humains. Vous pouvez décider, si vous en avez envie, de transformer votre expérience négative en un outil de changement personnel et social. Le fait de transcender ainsi votre trauma peut donner un sens à ce que vous avez vécu ; cela peut vous apporter beaucoup de satisfaction et peut rendre cet événement utile pour vous-même et pour la société.

« Je ne veux pas remettre en question mes pensées. Ma peur me protège »

Après un événement traumatique, bien des gens ont tellement peur de revivre une autre situation semblable qu'ils pensent que leur crainte est utile et qu'elle les protège ; par conséquent, ils adoptent des comportements d'évitement extrêmes. Si cette attitude peut induire un sentiment de sécurité, son coût est par contre souvent très élevé en termes d'autonomie et de qualité de vie. En vaut-elle la peine ?

- **Dressez une liste des avantages et des inconvénients de cette pensée.** Pour connaître toutes les facettes de cette attitude, divisez une feuille en deux et, d'un côté, dressez la liste de tous les avantages qu'apporte le fait de continuer à avoir peur ; de l'autre côté, indiquez-en tous les inconvénients, tout ce que cela vous coûte en termes de qualité de vie et de relations interpersonnelles. Ensuite, comparez vos réponses et demandez-vous si continuer à entretenir vos peurs vous aide vraiment actuellement. Selon vous, sont-elles vraiment le garant d'une sécurité absolue ? Est-il possible que ces peurs soient exagérées et qu'elles vous nuisent plus qu'elles ne vous protègent ?

- **Demandez-vous de quoi vous avez peur.** Que craignez-vous ? Quelquefois, nous trouvons plus rassurant de maintenir rigides certaines visions de la vie et des autres, plutôt que de faire face à un certain risque mais, au moins, de vivre... Le jeu en vaut-il la chandelle ? Que risquez-vous en assouplissant vos craintes ? Que peut-il se produire ? Ce que vous prévoyez est-il réaliste ? Serait-il possible d'adopter des « précautions raisonnables » qui assureront une certaine sécurité, mais qui seront moins coûteuses sur le plan du bien-être ?

Le rôle de nos croyances fondamentales

Nos croyances fondamentales influencent nos pensées automatiques et nos attributions causales. Ce sont des structures cognitives profondes, inconscientes et relativement stables. Ces croyances sont des façons personnelles et répétitives de comprendre et d'interpréter les événements.

Nos croyances fondamentales sont apprises dès l'enfance et se cristallisent au fur et à mesure de nos expériences de vie et de notre contact avec notre entourage (milieu familial, école, contexte religieux, valeurs sociales). Par la suite, elles forment une grille d'interprétation à travers laquelle nous modifions et nous restreignons notre perception des expériences que nous vivons de manière à reconfirmer constamment nos croyances fondamentales : inconsciemment, nous excluons les interprétations contredisant nos croyances et nous ne considérons que celles qui les confirment. Nos croyances fondamentales se reconfirment ainsi constamment au fil des années et sont, par la suite, très réfractaires au changement.

Or, l'événement traumatique invalide profondément nos croyances fondamentales : notre vision du monde, notre conception de la nature humaine, notre perception du sens de la vie, que nous avions depuis des années, sont subitement et brutalement remises en question. Ce bouleversement détruit notre sentiment de cohérence interne et notre confiance envers la vie et les gens.

Plusieurs modèles théoriques considèrent que nos symptômes post-traumatiques découlent de ce bouleversement de nos croyances fondamentales. En effet, nos croyances nous permettent de comprendre et d'expliquer les événements de notre vie et du monde extérieur. C'est notre grille de compréhension. Ébranler nos croyances, c'est ébranler notre grille de compréhension de la vie : le monde nous semble soudainement étranger, incompréhensible et confus.

Le trauma bouleverse donc complètement nos croyances : le monde n'est plus un endroit sécuritaire et les autres ne sont plus dignes de confiance. Nous ressentons pour la première fois une intense impression de vulnérabilité et nous prenons fortement conscience de notre profonde fragilité. Nos conceptions de nous-mêmes, du monde, de la vie et des autres qui ont structuré toute notre existence sont profondément remises en question. Ce bouleversement est loin d'être anodin : il entraîne beaucoup de détresse et maintient nos symptômes post-traumatiques.

Les croyances fondamentales selon Janoff-Bulman

Ronnie Janoff-Bulman est une psychologue spécialisée dans les symptômes post-traumatiques. Elle considère que l'événement traumatique ébranle trois croyances fondamentales chez tout être humain :

– la croyance en un monde bon et bienveillant ;
– la croyance en un monde juste et logique ;
– la croyance en sa valeur personnelle.

Ces trois croyances influencent une dernière croyance encore plus fondamentale : la croyance en son invulnérabilité personnelle. Selon la psychologue, le trauma confronte de plein fouet ces croyances.

• La **croyance en « un monde bon »** correspond à une conception assez bienveillante de la nature humaine : les autres sont perçus comme majoritairement bons, gentils, aidants et bienfaisants. Cette croyance se traduit aussi par une perception positive du monde comme un endroit au sein duquel les situations positives sont plus nombreuses que les circonstances négatives. L'événement traumatique heurte de plein fouet cette conception en un monde bon puisque le trauma est, le plus souvent, méchant, néfaste et dévastateur.

- La **croyance en «un monde juste»** postule qu'on obtient ce qu'on mérite dans la vie et que si on est une bonne personne, on sera en quelque sorte «protégé du malheur», alors que les personnes malveillantes et méchantes, elles, seront un jour punies pour le mal qu'elles ont commis. Cette croyance procure un sentiment de contrôle et de compréhension face à la réalité puisqu'elle prône que chacun subit ce qu'il mérite et qu'il suffit conséquemment de «bien» se comporter pour être protégé. Les événements négatifs sont considérés comme des punitions et les événements heureux, comme des récompenses à nos comportements ou à notre valeur : une bonne personne vivra de bons événements, alors qu'une mauvaise personne subira des événements négatifs. Cette croyance découle principalement de notre tradition religieuse judéo-chrétienne qui postule que les êtres humains sont jugés et récompensés (ou punis) en fonction de leurs actes et qu'une justice est ainsi rendue. Lorsqu'on adhère fortement à cette croyance, on est extrêmement ébranlé à la suite d'un événement traumatique et on se demande conséquemment ce qu'on a fait pour «mériter» une telle chose. La question centrale ne sera donc pas *«Pourquoi un tel événement s'est-il produit?»* mais *«Pourquoi est-ce arrivé à moi?», «Qu'ai-je fait pour mériter cela?».*

- La **croyance en sa valeur personnelle** est, elle aussi, ébranlée par l'événement traumatique. En effet, l'expérience de victimisation provoque un changement important dans la vision que l'on a de soi-même. On se considère habituellement comme une personne de valeur, aimable et compétente. Or, on vit maintenant des symptômes inhabituels et incapacitants et on peut se considérer comme quelqu'un de confus, d'incompétent et de dépendant. Lorsque nous considérons nos symptômes ou que nous jugeons nos actions passées, nous pouvons nous percevoir comme des personnes faibles, lâches ou coupables, ce qui affecte gravement notre estime de soi et ébranle cette croyance en notre valeur personnelle.

• Ces trois croyances influencent notre **sentiment d'invulnérabilité personnelle**. L'énorme diffusion des médias ces dernières années a contribué à médiatiser à outrance les horreurs, les catastrophes, les agressions subies par d'autres personnes dans certaines contrées, des éléments qui auraient été totalement occultés un siècle plus tôt. Cet accès à l'information a eu plusieurs répercussions sociales; l'une d'elles aura été de maximiser notre exposition à la douleur des autres. Paradoxalement, cette exposition peut renforcer notre impression que ces maladies, ces catastrophes, ces agressions, ces tortures et ces guerres sont, en quelque sorte, virtuelles, qu'elles sont extérieures à notre univers et qu'elles n'arrivent qu'aux autres. En fait, les gens n'ayant pas vécu d'événement traumatique au cours de leur vie restent avec l'impression diffuse *« que cela n'arrive qu'aux autres »* et ressentent une sécurité et une confiance internes profondes en sous-estimant les probabilités qu'elles vivent des événements négatifs. Le traumatisme constitue une remise en question terrorisante de sa propre fragilité et invalide ce sentiment d'invulnérabilité personnelle. Celui-ci fait alors place à un intense sentiment de détresse, de vulnérabilité et d'incertitude face à une retraumatisation potentielle.

Quelles sont, selon vous, vos croyances fondamentales qui ont été bouleversées par l'événement?

_____

_____

_____

_____

_____

_____

_____

_____

Identifiez vos croyances fondamentales

Le questionnaire de la page suivante a été créé en 1989 par Ronnie Janoff-Bullman, Ph. D., afin de mesurer les trois types de croyances fondamentales qu'elle a déterminées dans sa théorie. Remplissez ce questionnaire, puis attardez-vous à la grille de cotation pour vérifier si une croyance est particulièrement importante pour vous.

Échelle de croyances face au monde

Choisissez le chiffre qui représente le mieux votre accord ou votre désaccord avec chacun des énoncés. Veuillez répondre le plus franchement possible.

Fortement en désaccord 1	Modérément en désaccord 2	Légèrement en désaccord 3	Légèrement en accord 4	Modérément en accord 5	Fortement en accord 6

	Fortement en désaccord				Fortement en accord
1. Le malheur frappe moins les gens qui sont respectables et honnêtes.......	1	2	3	4	5	6
2. Les gens sont naturellement hostiles et méchants....................	1	2	3	4	5	6
3. Les malheurs sont répartis au hasard parmi les gens..................	1	2	3	4	5	6
4. La nature humaine est foncièrement bonne.......................	1	2	3	4	5	6
5. Le nombre de bonnes choses qui se produisent dans ce monde surpasse de beaucoup le nombre des mauvaises.....................	1	2	3	4	5	6
6. Le cours de nos vies est largement déterminé par le hasard..........	1	2	3	4	5	6
7. Généralement, les gens méritent ce qui leur arrive dans ce monde.....	1	2	3	4	5	6
8. Je pense souvent que je ne vaux rien du tout........................	1	2	3	4	5	6
9. Il y a plus de bon que de mauvais dans ce monde.	1	2	3	4	5	6
10. Je suis fondamentalement une personne chanceuse.............	1	2	3	4	5	6
11. Les malheurs des gens résultent des erreurs qu'ils ont commises........	1	2	3	4	5	6
12. Les gens ne se préoccupent pas vraiment de ce qui arrive aux autres..	1	2	3	4	5	6
13. Je me comporte habituellement de façon à augmenter les résultats positifs en ma faveur.............	1	2	3	4	5	6
14. Les gens auront de la chance s'ils sont eux-mêmes bons.............	1	2	3	4	5	6
15. La vie comporte trop d'incertitudes qui sont déterminées par le hasard.. .	1	2	3	4	5	6

Échelle de croyances face au monde (suite)

Choisissez le chiffre qui représente le mieux votre accord ou votre désaccord avec chacun des énoncés. Veuillez répondre le plus franchement possible.

Fortement en désaccord 1	Modérément en désaccord 2	Légèrement en désaccord 3	Légèrement en accord 4	Modérément en accord 5	Fortement en accord 6

	Fortement en désaccord				Fortement en accord
16. Quand j'y pense, je me trouve très chanceux.	1	2	3	4	5	6
17. Je fais presque toujours des efforts pour éviter que des malheurs m'arrivent.	1	2	3	4	5	6
18. J'ai une faible opinion de moi-même.	1	2	3	4	5	6
19. Dans l'ensemble, les gens «bien» récoltent ce qu'ils méritent dans ce monde.	1	2	3	4	5	6
20. Par nos actions, nous pouvons empêcher les malheurs de nous arriver..	1	2	3	4	5	6
21. En considérant ma vie, je me rends compte que le hasard a joué en ma faveur.	1	2	3	4	5	6
22. Si les gens prenaient des précautions, la plupart des malheurs pourraient être évités.	1	2	3	4	5	6
23. Je prends les mesures nécessaires pour me protéger du malheur.	1	2	3	4	5	6
24. En général, la vie est principalement un jeu de hasard.	1	2	3	4	5	6
25. Le monde est un bon endroit.	1	2	3	4	5	6
26. Les gens sont foncièrement bons et serviables.	1	2	3	4	5	6
27. Je me comporte habituellement de manière que cela me rapporte le plus de bonnes choses..	1	2	3	4	5	6
28. Je suis très satisfait du genre de personne que je suis.	1	2	3	4	5	6
29. Quand des malheurs arrivent, c'est typiquement parce que les gens n'ont pas pris les mesures nécessaires pour se protéger.	1	2	3	4	5	6

Échelle de croyances face au monde (suite)

Choisissez le chiffre qui représente le mieux votre accord ou votre désaccord avec chacun des énoncés. Veuillez répondre le plus franchement possible.

Fortement en désaccord 1	Modérément en désaccord 2	Légèrement en désaccord 3	Légèrement en accord 4	Modérément en accord 5	Fortement en accord 6

	Fortement en désaccord				Fortement en accord
30. Si vous regardez d'assez près, vous constaterez que le monde est plein de bonté..	1	2	3	4	5	6
31. J'ai des raisons d'avoir honte de mon caractère.	1	2	3	4	5	6
32. Je suis plus chanceux que la plupart des gens. . . . .

Ce questionnaire (en anglais *World Assumptions Scale*) a été traduit et reproduit avec l'aimable permission de Ronnie Janoff-Bulman, professeure de psychologie à l'Université du Massachusetts à Amherts.

Grille de cotation

Afin de savoir si vous adhérez à des croyances fondamentales, additionnez vos scores selon les consignes ci-dessous. Pour les énoncés avec une étoile, utilisez le score inverse, c'est-à-dire si vous avez coté cette phrase 1, additionnez 6; si vous avez coté cette phrase 2, additionnez 5; si vous avez coté cette phrase 3, additionnez 4; de même pour le 4 comptez 3, pour le 5, 2 et pour le 6, 1. Ensuite, divisez ce score tel qu'il est indiqué. Si vous obtenez un score final supérieur à 4, cela signifie que cette croyance est importante pour vous.

Croyance en un monde bon
Additionnez vos scores aux phrases 2* + 4 + 5 + 9 + 12* + 25 + 26 + 30.
Score : _____ ÷ 8 = _____

Croyance en un monde juste
Additionnez vos scores aux phrases 1 + 3* + 6* + 7 + 11 + 14 + 15* + 19 + 20 + 22 + 24* + 29.
Score : _____ ÷ 12 = _____

Croyance en sa valeur personnelle
Additionnez vos scores aux phrases 8* + 10 + 13 + 16 + 17 +
18* + 21 + 23 + 27 + 28 + 31* + 32.
Score: _____ ÷ 12 = _____

Exercice 4 : travailler une pensée par la restructuration cognitive

Cet exercice reprend toutes les étapes de la restructuration cognitive. Prenez le temps d'identifier une pensée qui vous fait souffrir et de répondre à chacune des questions.

1. Quelle est votre pensée?

_____

_____

_____

_____

_____

_____

Maintenant, n'oubliez pas que cette pensée n'est pas un fait. Il s'agit d'une interprétation, d'une première hypothèse de travail...

2. Pouvez-vous tester la validité de cette hypothèse?

a) Quelles preuves et quels faits appuient cette pensée? Quels éléments vous donnent raison?

_____

_____

_____

_____

_____

_____

b) Quelles preuves et quels faits contredisent cette pensée ? Quels éléments vous donnent tort ?

_____

_____

_____

_____

_____

_____

c) Pourrait-il y avoir une autre façon d'interpréter les mêmes faits ? De quelle façon pourriez-vous voir les choses ? Comment une autre personne verrait-elle les choses à votre place ?

_____

_____

_____

_____

_____

d) Admettons un instant que votre hypothèse est juste, que pourriez-vous faire ? En mettant les choses au pire, qu'arriverait-il ? Quelles sont les probabilités objectives qu'un tel événement se produise ? Serait-il possible de vous adapter malgré tout ?

_____

_____

_____

_____

_____

_____

_____

3. Pouvez-vous envisager des éléments qui biaisent votre interprétation?

a) Est-ce une distorsion cognitive? Est-il possible que vous exagériez? que vous généralisiez? Utilisez-vous un type de pensée «tout ou rien»? Est-il possible que vous pensiez en termes de certitudes plutôt que de probabilités? Vous centrez-vous sur des éléments inutiles? Considérez-vous les choses de façon trop personnelle? Basez-vous votre jugement sur vos émotions plutôt que sur des faits?

_____

_____

_____

_____

_____

_____

b) Certaines de vos croyances fondamentales face au monde, face aux gens ou face à la vie influencent-elles votre perception des choses?

_____

_____

_____

_____

_____

4. Comment pourriez-vous envisager les choses mainte-
    nant? Quelle serait la meilleure hypothèse? Quelle serait
    votre nouvelle pensée?

_____

_____

_____

_____

_____

_____

_____

CHAPITRE 9

Pourquoi ne pas apprendre
à se détendre ?

Après avoir vécu un événement traumatique, on se sent souvent extrêmement stressé physiquement, et ce stress se manifeste par plusieurs symptômes : tension musculaire intense, difficulté à dormir, irritabilité, impression d'être constamment à fleur de peau, état d'alerte permanent. Durant l'événement, le corps a été extrêmement sollicité ; il a été surpris, menacé et il ne consent pas si facilement à se détendre et à refaire confiance... Il reste en état d'alerte. Pensez à ces soldats qui reviennent du combat et qui conservent cet état de vigilance, cette tension musculaire leur permettant d'être prêts pour faire face à n'importe quel assaut. Votre corps est pareil : il trouve difficile de se laisser aller, il a de la difficulté à se détendre, il reste tendu et stressé. Il est normal que, dans ces conditions, dormir soit une entreprise difficile : l'abandon que demande le sommeil est à l'opposé de cet état d'alerte et de vigilance.

Ce chapitre sera consacré à des stratégies de détente afin de vous aider à mieux vous apaiser physiquement. Les divers moyens que nous vous présenterons vous permettront de diminuer vos symptômes d'hyperactivation. De plus, ils vous prépareront pour les exercices que nous verrons dans le chapitre 10.

Il existe plusieurs stratégies de gestion de stress. Nous nous centrerons principalement sur deux d'entre elles, soit la respiration diaphragmatique et la relaxation musculaire progressive de style Jacobson.

Mieux respirer...

La respiration diaphragmatique est une stratégie très utilisée dans le traitement des gens anxieux. Elle vise surtout à diminuer les symptômes d'hyperventilation qui sont présents lorsqu'on panique. En situation de détente, la respiration normale se fait à un rythme régulier et elle maintient l'équilibre entre l'entrée d'oxygène et la sortie de gaz carbonique. Lorsque nous percevons un danger, notre respiration tend à devenir plus rapide et saccadée : notre corps se prépare à faire face à ce danger et il emmagasine de l'oxygène pour fournir au cœur et aux muscles ce dont il a besoin pour la fuite ou la défense.

Lorsque le corps perçoit un danger mais qu'il reste inactif et qu'il ne dépense pas cet apport massif d'oxygène (comme lorsque vous revoyez un élément associé au trauma, que vous croyez être vulnérable, que vous regardez un film qui vous rappelle des événements difficiles, que vous lisez des nouvelles dérangeantes, etc.), il y a déséquilibre entre l'entrée d'oxygène dans votre système et la sortie de gaz carbonique ; c'est ce qu'on appelle l'«hyperventilation». Cet état peut entraîner de multiples symptômes désagréables : palpitations, étourdissements, vue embrouillée, sensation d'étouffement, sensations d'irréalité, sueurs froides, etc.

Il vous arrive sûrement dans le quotidien de ressentir des symptômes d'anxiété ; maintenant que vous avez lu le chapitre 8, vous pouvez mieux saisir les pensées qui sont associées à votre détresse. Vous pouvez aussi davantage remettre en question les pensées exagérées et mieux identifier les distorsions cognitives qui sont à leur source. Malgré tout, il peut arriver que votre corps reste stressé et que vous sentiez qu'il est constamment dans un état de défense ou de vigilance : il est tendu, il respire plus rapidement, il retient inconsciemment sa respiration, il bloque les abdominaux, il est en état d'alerte.

Cet état de tension modifie notre respiration : nous inspirons de façon plus rapide, souvent davantage du haut de la poitrine, et nous n'expirons pas suffisamment. Nous adoptons sans le savoir une respiration superficielle, courte et saccadée. Cette respiration peut induire un état d'hyperventilation et les symptômes qui y sont reliés : étourdissements, sensation que notre tête est « légère », impression qu'on va s'évanouir, difficulté à bien voir (vue embrouillée, taches noires, sensation de flou). Cette tension et cette hyperventilation sont très désagréables et elles peuvent contribuer à nous faire éviter plusieurs situations. Pensons par exemple à une victime qui se rend au cinéma. En arrivant dans le hall d'entrée, elle voit qu'il y a foule. Elle commence à craindre de revivre une autre agression : son corps se tend, sa respiration s'accélère et ses mains sont moites. Sa respiration peut devenir de plus en plus superficielle et des symptômes d'hyperventilation peuvent apparaître si sa respiration se maintient ainsi. Notre victime se sent maintenant étourdie et dans un état d'irréalité. Elle ne trouve pas ça agréable du tout. Elle se sent de plus en plus vulnérable et a l'impression que plus elle est stressée, plus ses pensées sont vraies : elle est vraiment en danger. Plus elle croit qu'elle est en danger, plus ses symptômes physiques s'accentuent, lui prouvant une fois de plus qu'elle a raison de s'énerver. C'est un cercle vicieux infernal qui accentue la détresse et l'anxiété.

La respiration diaphragmatique vise à favoriser une respiration plus lente et plus profonde. Cette respiration va d'abord diminuer votre hyperventilation en rétablissant l'équilibre entre l'oxygène et le gaz carbonique. Ensuite, elle va contribuer à ralentir votre rythme cardiaque et à induire un sentiment général d'apaisement. Enfin, elle va favoriser une détente des muscles abdominaux, du cou et des épaules.

Voici les consignes pour la respiration diaphragmatique :

1.   Posez une main sur votre poitrine et une autre sur votre ventre ;

2.   Essayez d'inspirer par le nez en gonflant votre ventre sans trop bouger les muscles de la poitrine ;

3.   Inspirez lentement en vous disant dans votre tête «*je-ressss-piiiiiii-re*» ;

4.   Ralentissez le rythme de votre respiration ;

5.   Expirez lentement par le nez en vous disant « *caaaaa-llllll-mmmmmmme*» ;

6.   Recommencez lentement.

Ne forcez pas trop votre inspiration. L'objectif est de favoriser une respiration plus lente, plus profonde et plus agréable du *bas de l'abdomen*. Pensez aux petits bébés lorsqu'ils dorment et tentez d'imiter leur respiration du bas du ventre. Gonflez votre ventre quand vous inspirez ; pour ce faire, vous devez relâcher vos muscles abdominaux. Détendez vos épaules et votre cou, détachez votre ceinture si elle est trop serrée et respirez profondément du bas du ventre. Respirez tranquillement, lentement et profondément. Essayez de laisser aller vos tensions. Centrez-vous ensuite sur votre sensation de détente.

La respiration diaphragmatique est un *apprentissage*. Comme tout apprentissage, elle deviendra de plus en plus facile avec l'entraînement. *Ne* vous attendez *pas* à ce que cette stratégie parvienne à vous détendre dans des situations stressantes au début. Comme pour tout apprentissage, il faut d'abord utiliser cette nouvelle technique dans des *situations faciles*. Servez-vous-en dans des circonstances calmes au début, par exemple lorsque vous êtes dans un environnement sécuritaire, lorsque vous êtes vous-même détendu, quand vous êtes assis devant la télévision, dans votre lit, etc.

C'est seulement lorsque vous sentirez au fur et à mesure des semaines que vous maîtrisez davantage cette technique

que vous pourrez l'appliquer dans des situations de plus en plus exigeantes (debout, dans des lieux publics, en situation de stress, lorsque vous êtes anxieux, etc.). Notez bien que cette stratégie est difficile et qu'elle ne marche pas du premier coup. Elle demande de l'entraînement et exige une certaine habitude. En même temps, elle peut être très puissante et très utile : avec elle, vous pouvez maintenant vous apaiser dans n'importe quelle situation de stress et parvenir à un état de détente.

Notez aussi que cette stratégie vise à vous aider à *mieux tolérer* le stress et non pas nécessairement à éliminer complètement l'anxiété. Rappelez-vous que l'anxiété est un état inconfortable, mais qu'il n'est pas dangereux. La respiration diaphragmatique permet donc de mieux tolérer les sensations désagréables d'anxiété, afin que vous ne paniquiez pas en les ressentant.

Détendre son corps grâce à la relaxation musculaire progressive de Jacobson

La respiration diaphragmatique est une stratégie très utile pour vous aider à ralentir votre respiration et pour diminuer les sensations d'hyperventilation. Même si elle induit un sentiment général d'apaisement, elle ne cible pas spécifiquement la tension musculaire.

D'autres stratégies peuvent permettre de diminuer votre tension musculaire. Le yoga, le taï chi, l'exercice physique plus vigoureux (natation, tennis, danse, etc.) peuvent parvenir à induire une détente musculaire et un état d'apaisement. De même, la méthode de relaxation progressive de Jacobson est une technique très utile pour relaxer vos muscles. Pour apprendre cette technique, vous pouvez demander à un thérapeute formé de vous l'enseigner ou vous pouvez vous servir de cassettes audio (notamment la cassette intitulée *Techniques de relaxation*, de Michel Sabourin, RCA KPK1 0054) ou de disques compacts vendus sur le marché. La méthode de relaxation progressive a l'avantage d'être systématique et précise. Elle consiste principalement à contracter et à relâcher des groupes de muscles spécifiques d'une manière séquentielle afin d'induire une détente musculaire profonde.

Chaque personne ressent toujours un certain niveau de tension durant ses heures d'éveil. Le but de la relaxation musculaire progressive est de nous apprendre à réduire la tension musculaire de notre corps à un niveau beaucoup plus bas que son niveau habituel. Pour arriver à ce résultat, il est plus efficace d'induire d'abord une tension par une contraction musculaire que de tenter de détendre tout de go des muscles «inconsciemment» tendus. Donc, on contracte spécifiquement le groupe musculaire, puis on laisse aller cette tension tout d'un coup. Ce relâchement crée un «momentum» qui permet aux muscles de se relâcher *sous* le niveau habituel de tension. Selon Jacobson, l'effet ressemble à celui que nous pouvons produire sur un pendule qui est immobile à la position verticale. «Si nous voulons qu'il aille vers la droite, on peut le pousser fortement vers cette direction. Cependant, il est beaucoup plus facile de tirer le pendule vers la direction opposée (vers la gauche) et de le laisser aller. Le pendule va traverser le point vertical et continuer dans la direction que nous voulions qu'il prenne[18].»

L'entraînement à la relaxation musculaire progressive de Jacobson débute originalement par la contraction de 16 groupes de muscles, que l'on regroupe ensuite en 7 groupes globaux, puis en 4 au fur et à mesure des séances. Cependant, cette stratégie est très longue: elle nécessite 12 séances de thérapie. Vous trouverez dans les pages qui suivent la procédure pour *7 groupes de muscles* qui offre, à mon avis, un excellent compromis: cette procédure ne prend pas trop de temps, entre 20 et 30 minutes, et elle n'est pas très exigeante tout en procurant d'excellents résultats. Voici les consignes.

1. *Apprenez à bien contracter chacun des groupes de muscles*

Comme nous l'avons mentionné, la méthode consiste à contracter chacun des groupes de muscles, puis à les relâcher afin de provoquer une détente musculaire profonde. Le tableau suivant vous indique comment contracter ces groupes. Répétez plusieurs fois chacune de ces contractions avant de commencer véritablement l'exercice, afin de bien les maîtriser.

Contraction des groupes de muscles

Groupes de muscles	Stratégies de contraction
1. Le bras dominant (droit pour les droitiers, gauche pour les gauchers)	Pliez votre coude, collez le biceps contre votre côté et contractez fortement le poing.
2. L'autre bras	Pliez votre coude, collez le biceps contre votre côté et contractez fortement le poing.
3. Les muscles du visage	Levez les sourcils vers le haut, plissez le nez, serrez les dents ensemble et tirez les coins de la bouche vers l'arrière.
4. Le cou et la gorge	Poussez le menton vers votre poitrine tout en tirant le cou vers le haut en opposition.
5. Le torse	Prenez une bonne respiration, retenez-la, collez ensemble vos omoplates et durcissez vos abdominaux.
6. La jambe dominante	Levez votre jambe, pointez vos orteils et tournez le pied vers l'intérieur.
7. L'autre jambe	Levez votre jambe, pointez vos orteils et tournez le pied vers l'intérieur.

2. *Réservez-vous 30 minutes*

Choisissez un endroit calme et où vous vous sentez en sécurité. Assurez-vous de ne pas être dérangé par le téléphone ni par les membres de votre entourage. Installez-vous sur le dos, les mains de chaque côté du corps, les jambes étendues et les yeux fermés.

3. Commencez par mieux respirer

Vous êtes étendu. Respirez maintenant len-te-ment. Ré-gu-liè-re-ment. Tentez de respirer par le bas du ventre en gonflant votre abdomen. Respirez plus profondément que d'habitude, sans néanmoins trop forcer vos abdominaux. Tentez de relâcher les muscles abdominaux et gonflez-les quand vous inspirez. Ensuite, expirez lentement en ayant l'impression que vous évacuez tout votre stress...

4. Contractez votre bras dominant pendant 5 à 7 secondes

Centrez toute votre attention sur le premier groupe de muscles, soit les muscles de votre bras dominant. Tentez de déceler les points de tension. Contractez maintenant votre bras : pliez votre coude, collez le biceps contre votre côté et contractez fortement le poing. Sentez vos muscles se contracter, notez comment la tension se manifeste dans vos muscles alors qu'ils sont contractés, tendus et raides. Tenez la contraction de 5 à 7 secondes, puis relâchez complètement. Il est important que vous relâchiez votre tension dans le muscle contracté com-plè-te-ment en un instant (et non de façon très contrôlée et lente). Relâchez votre tension d'un coup comme si vous étiez une marionnette qui venait de perdre un de ses fils... Laissez votre bras se détendre. Notez la différence entre l'état antérieur de tension et votre état de relaxation actuel. Portez votre attention sur les sensations de détente qui commencent à apparaître. Prenez de bonnes respirations et centrez-vous sur la détente de votre bras pendant quelques secondes. Refaites la même procédure une deuxième fois avec le même bras. Contractez vos muscles pendant 5 à 7 secondes, puis relâchez complètement. Laissez votre bras se détendre tout en savourant cette nouvelle sensation d'apaisement. Respirez lentement du bas du ventre.

5. *Passez maintenant à la contraction de l'autre bras*

Refaites la même procédure pour l'autre bras. D'abord, centrez toute votre attention sur les muscles de votre bras et tentez de déceler les points de tension. Ensuite, contractez ce bras de la même façon que pour le bras précédent : pliez votre coude, collez le biceps contre votre côté et contractez fortement le poing. Sentez vos muscles se contracter, notez comment la tension se manifeste dans vos muscles alors qu'ils sont contractés, tendus et raides. Tenez la contraction de 5 à 7 secondes, puis relâchez com-plè-te-ment et tout d'un coup. Laissez votre bras se détendre. Notez la différence entre l'état de tension et l'état de relaxation. Centrez votre attention sur les sensations de détente qui commencent à apparaître. Prenez quelques secondes de repos, puis contractez une deuxième fois le même groupe de muscles.

6. *Contractez les muscles du visage*

Maintenant, passez à la contraction des muscles du visage. D'abord, centrez toute votre attention sur ces muscles et tentez d'y déceler les points de tension. Ensuite, contractez votre visage : levez les sourcils vers le haut, plissez le nez, serrez les dents ensemble et tirez les coins de la bouche vers l'arrière. Vous aurez un drôle d'air mais... c'est vraiment efficace ! Sentez vos muscles se contracter, notez comment la tension se manifeste lorsqu'ils sont contractés, tendus et raides. Tenez la contraction de 5 à 7 secondes, puis relâchez d'un coup. Reposez vos joues, vos yeux, sentez les muscles de votre menton se détendre. Notez la différence entre l'état de tension et l'état de relaxation. Prenez quelques secondes pour savourer la détente qui s'installe. Recommencez une deuxième fois la procédure pour les muscles du visage.

7. *Contractez les muscles du cou et de la gorge*

Passez à la contraction des muscles du cou. D'abord, centrez toute votre attention sur ces muscles et tentez d'y déceler les points de tension. Puis, contractez votre cou : poussez le menton vers votre poitrine tout en tirant le cou vers le haut en opposition. Vous devez sentir vos muscles antagonistes travailler, comme si vous poussiez votre menton contre votre poitrine et que, en même temps, quelqu'un tirait une ficelle sous votre nuque vers l'arrière. Sentez vos muscles se contracter. Tenez la contraction de 5 à 7 secondes, puis relâchez com-plè-te-ment et tout d'un coup. Reposez votre cou et vos épaules. Prenez quelques secondes pour savourer la détente qui s'installe. Recommencez cette procédure une deuxième fois.

8.   *Contractez les muscles du torse*

Passez maintenant aux muscles du torse. D'abord, centrez toute votre attention sur votre poitrine, votre dos et vos abdominaux ; tentez d'y déceler des points de tension. Ensuite, prenez une bonne respiration, retenez-la, collez ensemble les omoplates dans le dos et durcissez vos abdominaux. Sentez vos muscles se contracter. Tenez la contraction de 5 à 7 secondes, puis relâchez com-plè-te-ment en expirant. Reposez vos abdominaux, votre poitrine et votre dos. Prenez quelques secondes pour vous reposer. Refaites la procédure une deuxième fois. Respirez profondément du bas du ventre, des respirations lentes et aisées. Sentez l'apaisement vous gagner.

9.   *Contractez votre jambe dominante*

Passez maintenant à la contraction des muscles de votre jambe dominante. Centrez toute votre attention sur votre cuisse, votre mollet et votre pied ; tentez d'y déceler des points de tension. Ensuite, levez votre jambe, pointez vos orteils et tournez le pied vers l'intérieur. Attention aux crampes ! Sentez vos muscles se contracter. Tenez la contraction de 5 à 7 secondes, puis relâchez com-plè-te-ment et tout d'un coup. Reposez votre jambe étendue et étirez votre pied.

Prenez quelques secondes pour savourer la détente qui s'installe. Recommencez une deuxième fois.

10. Contractez l'autre jambe

Pour terminer, contractez l'autre jambe. Centrez toute votre attention sur votre cuisse, votre mollet et votre pied ; tentez d'y déceler des points de tension. Ensuite, levez votre jambe, pointez vos orteils et tournez le pied vers l'intérieur. Encore une fois, attention aux crampes ! Sentez vos muscles se contracter. Tenez la contraction de 5 à 7 secondes, puis relâchez com-plè-te-ment et tout d'un coup. Reposez votre jambe étendue et étirez votre pied. Prenez quelques secondes pour savourer ces sensations de relaxation et d'apaisement. Recommencez une deuxième fois. Respirez lentement et profondément.

11. Accordez-vous un moment de détente

Pendant une minute ou deux, savourez ce moment. Prenez de bonnes respirations lentes et apaisantes. Respirez de façon aisée et profonde. Relâchez-vous encore davantage si c'est possible. Tentez de vous centrer sur ces sensations agréables de détente. Profitez pleinement de ce moment de relaxation.

12. Revenez doucement à un état d'éveil

Commencez par bouger doucement vos pieds et vos jambes. Bougez ensuite doucement vos bras et vos mains, puis activez tranquillement votre tête et votre cou. Ouvrez vos yeux quand vous vous sentirez prêt.

Petits trucs concernant cette relaxation

Demandez à l'un de vos proches de vous lire le texte précédent très, très lentement. Il n'a qu'à prendre une voix calme et douce et à lire les consignes (de 3 à 12) qui vous ont été données. Après vous être étendu, vous faites les exercices qu'il vous suggère. C'est beaucoup plus facile (et agréable!) que si vous lisiez les consignes vous-même. Si c'est possible, enregistrez cette séance sur une cassette audio. Si personne n'est disponible, vous pouvez même enregistrer votre voix sur une cassette que vous écouterez par la suite. Vous aurez ainsi avec vous une cassette présentant les consignes de relaxation que vous pourrez écouter à loisir lorsque vous en sentirez le besoin.

Lorsque vous vous relaxez ainsi, assurez-vous de considérer les divers groupes de muscles comme distincts les uns des autres et de ne pas recontracter les bras, par exemple, lorsque vous contractez les muscles de l'abdomen. Un groupe de muscles détendu doit le rester durant tout le reste de la séance, indépendamment des contractions effectuées pour les autres groupes musculaires.

Il se peut que vous ayez de la difficulté à fermer vos yeux. Il se peut aussi que vous vous sentiez mal à l'aise de vous détendre car cela vous donne l'impression de «baisser votre garde», donc d'être vulnérable. N'oubliez pas que cette réaction est normale après un traumatisme. Il n'est pas facile de se laisser aller devant quelqu'un ou de s'abandonner après avoir vécu un traumatisme... Notre corps est très activé et nous finissons par croire que cette activation nous protège, qu'elle nous est utile.

Respectez votre rythme et allez-y lentement. N'oubliez pas que cela fait aussi partie de votre démarche: tenter de refaire confiance et retrouver un sentiment de sécurité face au monde et aux autres... Cet exercice peut ainsi vous permettre de réaliser que *même* si vous vous abandonnez physiquement, vous êtes toujours en sécurité et que rien de négatif ne se produit. Votre organisme fait lentement l'expérience qu'un état d'alerte n'est peut-être pas nécessaire et il peut doucement refaire l'apprentissage de l'abandon et de la détente. Vous êtes en train de vous réapprivoiser à votre espace et à votre impression de sécurité.

Enfin, efforcez-vous de ne pas percevoir la relaxation comme une performance à donner. Ne vous attendez pas à tout réussir tout de suite et à la perfection. N'oubliez pas que la relaxation est un apprentissage et que, comme tout apprentissage, elle s'acquiert avec le temps et l'entraînement. On recommande ainsi de faire cette technique au moins *cinq fois par semaine pendant au moins trois semaines*. Rappelez-vous également que tout apprentissage implique des essais et des erreurs, et l'apprivoisement d'une technique peut vous paraître difficile au début. Voyez donc cela comme un cadeau que vous vous donnez : des moments de détente, des minutes où vous avez le droit de vous centrer sur vous et de vous occuper de vous. C'est un moment privilégié pour vous apaiser et vous reposer.

Peut-on se détendre autrement ?

Les techniques vues précédemment sont reconnues dans la littérature psychologique scientifique comme efficaces pour diminuer l'anxiété. Cependant, parallèlement, rien ne nous empêche de jumeler ces approches à d'autres activités qui permettent une détente et une relaxation moins systématique. Je vous laisse ici quelques suggestions. Essayez de voir si l'une ou l'autre vous aide à vous détendre et à vous apaiser. L'objectif est de vous permettre de trouver vos propres stratégies de détente.

1. Prenez un bon bain moussant avec de la musique relaxante et à la lueur des bougies.
2. Rendez-vous à la bibliothèque pour feuilleter un bon livre ou une revue dans un fauteuil confortable.
3. Allez marcher dans un endroit où vous vous sentez en sécurité.
4. Installez-vous dans un fauteuil confortable pour écouter votre musique préférée.
5. Offrez-vous une bonne séance de massage.
6. Faites du sport et de l'activité physique.

7. Écoutez une comédie divertissante avec des amis.

8. Allez vous promener au bord de l'eau.

9. Jardinez, mettez-vous les mains dans la terre et créez de beaux arrangements floraux.

10. Nourrissez les oiseaux et observez-les dans la nature.

11. Allez faire une randonnée de vélo.

12. Faites du dessin, de la peinture ou du bricolage.

13. Inscrivez-vous à un cours de yoga ou de taï chi.

14. Cuisinez les mets qui vous tentent avec une amie ou un ami.

15. Allez à la pêche ou en bateau.

16. Prenez le temps de faire une randonnée dans le bois.

17. Offrez-vous un séjour dans un spa.

18. Relaxez-vous dans un bain flottant.

18. Familiarisez-vous avec la méditation.

20. Offrez-vous des pauses pour simplement savourer le temps qui passe.

Soyez cependant conscient que si ces stratégies peuvent être utiles, elles parviennent rarement – à elles seules – à induire un état général de détente durable. Elles peuvent fonctionner dans la vie normale ; toutefois, après un événement traumatique, le corps est très loin de son état normal. Il est souvent trop activé et trop tendu, car les symptômes posttraumatiques sont très puissants. Ces symptômes et l'état d'alerte permanent nécessitent un apprentissage systématique de la relaxation pour que vous puissiez vraiment vous détendre physiquement et mentalement. Utilisez ces suggestions *en plus* de votre technique de relaxation et de la respiration diapragmatique ; faites votre technique de la façon la plus systématique possible et, surtout, le plus régulièrement possible.

CHAPITRE 10

Se réapprivoiser aux situations associées au traumatisme

« Pourquoi ai-je peur de certaines situations depuis l'événement traumatique ? »

Nous avons vu plus tôt qu'un processus de conditionnement s'est produit lors du traumatisme. En fait, votre anxiété pendant cet événement était tellement grande que plusieurs éléments présents à ce moment-là ont été associés à ce stress. L'expression « être associés » signifie que ces éléments peuvent maintenant provoquer de l'anxiété d'eux-mêmes, car ils sont désormais associés au pire événement de votre vie et à une peur intense. Par la suite, le simple fait de voir ces objets ou d'être dans une situation similaire va induire chez vous beaucoup d'inconfort. Ce malaise sera tellement grand que vous tenterez sûrement d'éviter par tous les moyens d'être en contact avec ces éléments et de les fuir.

Prenons l'exemple de Normand qui a vécu une explosion dans une usine de produits chimiques. Lors de l'événement, il a eu très peur de mourir : il a entendu une grosse détonation, un crépitement métallique, puis toutes les lumières se sont éteintes et il a été entouré de flammes avant de pouvoir s'échapper. Maintenant, Normand est incapable de supporter les bruits soudains, surtout s'ils sont métalliques ; le bruit d'un gros camion dans la rue le fait sursauter violemment de même que les bruits reliés à la construction (scie ronde, perceuse, etc.). Il craint énormément tout ce qui est relié au feu et redoute un incendie ; il est incapable de faire le plein de sa voiture, il ne peut allumer son barbecue, il s'éloigne de son foyer et se sent très anxieux lorsque celui-ci est allumé. Il a aussi peur du noir et il doit toujours laisser une veilleuse près de son lit durant la nuit.

Tous les symptômes de Normand découlent de l'explosion et s'expliquent par le processus de conditionnement. Le noir, le feu et les bruits métalliques étaient autrefois considérés comme des éléments inoffensifs ou neutres ; quand Normand se trouvait à leur proximité, il était calme et ne leur acordait pas d'importance. Mais maintenant, ces éléments le rendent très anxieux. Pourquoi ? Simplement parce qu'ils étaient présents au cours de l'incendie. Ils ont été associés au danger et à la peur de mourir de Normand. Et cette association est tellement puissante que même si Normand *sait* que sa peur est irrationnelle, c'est plus fort que lui : il ressent un grand malaise, il a très peur que l'incendie se reproduise et «il ne court aucun risque», donc il évite ces éléments.

Cette réaction est tout à fait typique des victimes et elle s'explique très bien : le corps a eu peur pour sa vie, il considère que ces éléments sont dangereux et il tente de se protéger. Toutes les victimes vont vivre ce conditionnement : les victimes d'accidents de voiture pourront avoir peur de prendre la route, de conduire dans une grande circulation ou de rouler sur l'autoroute ; les victimes d'agression pourront craindre certains types de personnes, elles n'aimeront pas se retrouver dans une foule et éviteront des endroits qui ressemblent à celui où s'est passée l'agression ou s'empêcheront de sortir à certains moments ; les victimes d'agression sexuelle vont avoir tendance à craindre les hommes, elles vont redouter de se trouver seules en face d'eux, éviter de circuler seules dans des endroits publics, se sentir dégoûtées par les rapprochements physiques et les activités sexuelles. Quant à Normand, il ressent énormément de peur lorsqu'il se trouve près d'une source de feu ou dans la noirceur, ou lorsqu'il entend des bruits métalliques : ces éléments ressemblent beaucoup trop à l'incendie, cela lui rappelle ce qui s'est passé et provoque chez lui beaucoup de peur et de détresse.

« Pourquoi est-ce que j'évite certaines situations ? »

Lorsque Normand se trouve près d'une source de feu ou dans la noirceur, sa peur et son malaise sont tellement grands qu'il ne cherche qu'à se sentir mieux : fuir la situation (en s'éloignant de la source de feu, par exemple) lui permet de retrouver rapidement un état de calme. Tout comme Normand, après un traumatisme, nous avons naturellement tendance à éviter les éléments qui ont été associés à l'événement et qui nous font peur. En fait, on se dit que si cette situation traumatique s'est produite une première fois, elle peut bien se répéter... Conséquemment, on se convainc que si on évite ces éléments, on sera moins vulnérable, plus en sécurité et on sera protégé d'un autre traumatisme.

Malheureusement, l'évitement provoque un apaisement très efficace. Tellement efficace et rapide, en fait, qu'il joue le rôle d'un **renforçateur puissant sur deux plans :**

1. le soulagement qui découle de votre évitement *renforce* votre impression que la situation était effectivement dangereuse : *« Une chance que j'ai évité d'allumer le barbecue ! Il aurait sûrement explosé ! Je me sens tellement plus en sécurité maintenant »*, *« Heureusement que je suis sortie du centre commercial ! Il y avait tellement de gens bizarres et louches qu'il me serait sûrement arrivé quelque chose ! »*, *« J'ai bien fait de ne pas conduire cette fois-là ! Il y a tellement de conducteurs dangereux et négligents sur nos routes maintenant ! Et puis, un accident est si vite arrivé ! »*. En fait, éviter vous donne l'impression que la situation était dangereuse, que fuir a été utile et que cela vous a protégé d'un autre traumatisme. Votre peur est donc entretenue et peut même augmenter avec le temps : le barbecue reste un élément qui provoquera de la peur pour Normand, vous continuerez à

craindre de prendre la route, à trouver les gens bizarres ou dangereux, etc. En évitant ces situations, vous ne permettez jamais à votre cerveau de constater que *même si* vous êtes en contact avec un élément associé au traumatisme, il ne se passe rien. Par exemple, être en contact avec un barbecue ouvert ne veut pas dire qu'il va exploser à coup sûr. Mais, à force de fuir chaque fois, Normand finit par croire que c'est grâce à son évitement s'il est en sécurité et qu'il n'a pas revécu d'incendie depuis l'événement. L'évitement maintient donc la peur des situations associées au trauma;

2.   la fuite est tellement soulageante qu'elle paraît la chose à faire et renforce ainsi cette habitude. Autrement dit, la prochaine fois que vous serez en contact avec un élément qui vous fera peur, votre corps se souviendra que fuir vous a déjà beaucoup soulagé et il aura tendance à répéter ce comportement automatiquement. Vous aurez donc tendance à fuir ou à éviter de plus en plus souvent parce que vous savez que cela vous apaise. L'évitement s'autorenforce donc de lui-même avec le temps.

Bref, l'évitement procure un soulagement immédiat et spectaculaire *à court terme.* Il permet de vous apaiser momentanément et de retrouver rapidement un état de calme. Le problème n'est pas là, il est plutôt à long terme. Ce qu'il faut vraiment réaliser, c'est qu'*à long terme,* l'évitement est une stratégie inefficace et malsaine: il maintient votre peur ou même l'augmente et garde votre anxiété à un niveau très élevé quand vous êtes en présence des éléments associés au traumatisme. Voilà pourquoi bien des victimes qui ont vécu un traumatisme il y a des années continuent à craindre et à éviter certaines activités (qu'elles effectuaient pourtant sans problème avant l'événement traumatique) sans constater d'amélioration avec le temps.

Pour mieux comprendre ce phénomène, observons ce qui se passe concrètement sur le plan de l'anxiété dans une situation d'évitement: la ligne horizontale de l'illustration suivante désigne le temps (plus vous regardez la courbe vers la droite, plus le temps passe), alors que la ligne verticale à gauche symbolise le niveau d'anxiété (plus c'est haut, plus on est anxieux et plus on a peur).

Le processus d'évitement

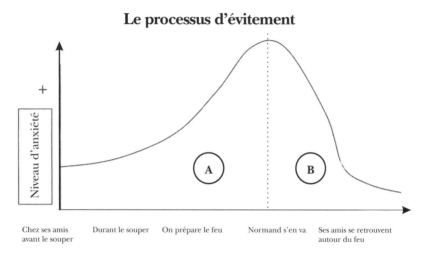

| Chez ses amis avant le souper | Durant le souper | On prépare le feu | Normand s'en va | Ses amis se retrouvent autour du feu |

Prenons pour exemple une situation qui crée de l'anxiété chez Normand : il est invité chez des amis à leur chalet. Cette invitation est un rituel annuel et Normand ne peut pas ne pas y être. L'atmosphère y est habituellement très agréable et il se réjouit de les revoir tous, mais... Ses amis ont toujours l'habitude de faire un beau feu de camp après le souper où tout le monde se retrouve pour placoter et faire griller des guimauves. Ce moment était autrefois associé à beaucoup de plaisir, mais depuis l'incendie, Normand anticipe beaucoup cette activité. Il ne fait plus confiance au feu et a très peur d'être brûlé de nouveau. Il craint que le feu se propage et cause un incendie. Il a peur de vivre des *flash-back* de l'incendie, de paniquer, de s'éloigner du feu, de « casser le *party* » et d'avoir l'air fou devant tout le monde. Il sait qu'il va se sentir très vulnérable, qu'il va ressentir des palpitations, des sueurs froides, un serrement à la poitrine et il n'aime pas du tout cet état. Il ne sait pas comment expliquer son état à ses amis et il songe déjà à partir avant la nuit.

Dans le graphique de la page précédente, la ligne pointillée désigne le moment tant redouté, lorsque, après le souper, tout le monde se retrouve autour du feu de camp. On peut remarquer que la peur de Normand augmente (section A) : il est anxieux, il a peur du feu, il regarde nerveusement les préparatifs et il anticipe ce moment. Il se sent de plus en plus tendu, il a peur d'être brûlé de nouveau, il craint que l'incendie se répète et il se sent très vulnérable. Il a l'impression d'avoir mal aux mains où il a été brûlé, il revoit des images de l'événement, il ne se sent pas du tout en sécurité. Il commence à paniquer et il décide brusquement de quitter ses amis.

La ligne verticale pointillée au centre du graphique correspond au moment où Normand fuit la situation en prétextant un contretemps et retourne chez lui. La courbe illustre bien la baisse spectaculaire et immédiate de sa peur (section B) grâce à l'évitement. Normand se sent beaucoup mieux dans sa voiture sur le chemin du retour; il recommence à respirer et se sent en sécurité. Il se dit qu'il a bien fait, qu'il est maintenant beaucoup mieux. Son départ le soulage à court terme mais, malheureusement, sa peur du feu restera intacte. La prochaine fois qu'il se retrouvera dans une situation semblable, donc face à un feu, il sera tout aussi anxieux, il se sentira tout aussi vulnérable et il aura tendance à recourir rapidement à l'évitement. Cette «stratégie» maintiendra sa peur à long terme et il ne verra aucune amélioration de son état au fil des mois. S'il continue à éviter ainsi, sa peur et ses craintes risquent de rester chroniques.

L'évitement est donc efficace temporairement, mais il s'agit d'une arme à double tranchant qui maintient votre peur et vos symptômes à long terme.

Que faire pour diminuer votre peur et pour mettre fin à l'évitement?

Alors que pouvez-vous faire pour diminuer votre peur de façon permanente *à long terme*? Comme Normand, vous évitez probablement plusieurs situations similaires au traumatisme parce que vous craignez que l'événement traumatique se reproduise. Or, l'évitement vous empêche de constater qu'être en contact avec une situation *similaire ne signifie pas revivre* le traumatisme. Éviter vous empêche de vous rendre compte que même si certains éléments sont associés à l'événement traumatique, ils ne sont pas dangereux en soi pour autant. Retourner dans une banque ne veut pas dire subir un vol à main armée à tout coup. Reprendre le volant de votre voiture ne signifie pas avoir automatiquement un autre accident. Retourner dans un centre commercial n'implique pas automatiquement que vous soyez agressée de nouveau.

Cette «stratégie» d'évitement vous empêche en somme de vérifier qu'il ne se passe rien et que vous ne revivrez pas l'événement traumatique. Votre fuite ne permet pas à votre système d'enregistrer qu'il ne se produit rien même si vous êtes certain qu'il va se passer quelque chose... En fait, le fait de fuir vous donne la fausse impression qu'il est utile d'éviter toute situation semblable et que c'est grâce à cela que vous êtes en sécurité et qu'il ne vous est rien arrivé depuis. En continuant à agir ainsi, vous en venez à croire que votre peur est un signe qu'il y a effectivement un danger et que vous devez à tout prix vous éloigner des éléments qui la déclenchent («*Je suis anxieux, donc c'est dangereux et il faut que je parte*»).

La peur est habituellement un état qui nous indique qu'il y a un danger et que nous devons nous protéger. Par contre, après un traumatisme, notre peur n'est plus un signe fiable sur lequel nous pouvons compter pour bien évaluer le risque de danger. Les symptômes post-traumatiques font en sorte que nous craignons une très grande quantité d'éléments; notre peur n'est plus nuancée et spécifique, elle est généralisée.

L'anxiété est certes un sentiment très *inconfortable* mais ce n'est pas un état dangereux. On sait aussi que cette anxiété diminue avec le temps *même si on reste dans la même situation*. C'est ce que nous appelons le phénomène de l'*habituation*, c'est-à-dire le mécanisme par lequel l'anxiété diminue après un certain laps de temps quand on réalise que la catastrophe qu'on redoutait tant ne s'est pas produite.

Conséquemment, qu'est-ce que Normand aurait pu faire afin de diminuer sa peur *à long terme*? Après le souper, il aurait (comme dans le premier scénario) beaucoup anticipé le moment où tout le monde se retrouverait autour du feu de camp. La ligne pointillée dans le graphique ci-dessous désigne toujours ce moment tant redouté. On peut remarquer la montée d'anxiété (section A) qui accompagne ce moment: Normand est anxieux et prévoit le pire. Mais alors, plutôt que de fuir, nous lui aurions conseillé de rester à une distance respectable du feu, à une distance où il se sent «assez» en sécurité. Donc, il aurait pu rester à cet endroit sûr et tenter de tolérer son anxiété. Que se serait-il passé alors? Eh bien, au début, Normand aurait été très anxieux, il se serait senti vulnérable et n'aurait eu que le goût de partir. Mais s'il était resté à cette distance, il aurait constaté après 20 minutes que le feu semble maîtrisé; après 30 minutes, il aurait vu que tout s'est bien passé jusque-là; après 50 minutes, il n'aurait pu que constater que l'incendie tant redouté ne s'est pas produit. Conséquemment, il aurait senti que sa peur reste stable au début, qu'elle atteint un plateau, puis qu'elle redescend doucement et graduellement, et ce, même s'il est resté en contact avec l'élément tant redouté, donc, jusqu'à ce qu'il ressente le *processus d'habituation*.

Le processus d'habituation pendant les expositions répétées

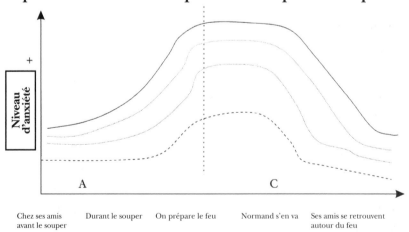

Échelle: les différents pointillés correspondent à différents essais du même exercice. Nous voyons ici que plus la personne s'expose à la même situation, plus son niveau d'anxiété est bas.

Cette stratégie implique que la personne est en contact avec l'élément redouté, mais qu'elle tolère son anxiété *jusqu'à ce qu'elle se rende compte qu'il n'y a pas de danger, en fait jusqu'à ce qu'elle réalise que ce qu'elle craignait ne se produit pas.* Tranquillement, la situation va perdre de son pouvoir anxiogène, de sa capacité à lui faire peur. Évidemment, Normand ne sera pas capable tout de suite de tolérer un feu à proximité : pour apaiser totalement sa peur, il va falloir qu'il s'expose à répétition à la même situation, qu'il tolère son anxiété chaque fois, pour réaliser enfin que la situation est anodine. Plus il va s'exposer à des situations similaires, moins il ressentira de peur et moins il éprouvera le besoin de fuir. Les courbes horizontales pointillées sous la première courbe du graphique précédent désignent le niveau d'anxiété de Normand qui essaie de nouveau la situation et s'expose plusieurs autres fois graduellement à d'autres feux de camp ; on remarque que sa peur est de moins en moins intense et que le plateau est de plus en plus court. Normand réalise que s'exposer à une situation qui ressemble à l'événement traumatique n'implique pas nécessairement revivre un autre traumatisme. Il se rend compte qu'assister à un feu de camp ne signifie pas automatiquement être brûlé. Bientôt, cette situation ne déclenchera plus la même crainte qu'avant et il pourra profiter de nouveau de la compagnie de ses amis auprès d'un beau feu.

Si vous décidez de vous exposer ainsi, vous réaliserez avec le temps (cela va prendre du temps, mais le progrès est souvent constant) que ce qui vous est arrivé est exceptionnel et que toutes les situations n'ont pas des conséquences aussi tragiques et dramatiques. Vous vous rendrez compte qu'il n'est pas nécessaire d'utiliser des mécanismes de protection extrêmes ; il s'agit d'être raisonnablement prudent dans le futur et vous pourrez de nouveau vaquer aux activités que vous appréciiez avant l'événement.

Dans ce chapitre, nous allons nous centrer sur ce processus d'exposition et d'habituation. Nous allons voir quelles en sont les étapes précises afin de diminuer votre peur vis-à-vis de certains éléments associés au traumatisme. Ne vous inquiétez pas : ces étapes seront très graduelles et se feront *à votre rythme*. Nous vous proposerons des outils afin de graduer doucement votre exposition et de faciliter la diminution de votre peur. Ces stratégies sont très puissantes et très efficaces ; par contre, elles exigent de vous du temps, de la patience et une bonne gradation des exercices.

Qu'est-ce que l'exposition graduelle *in vivo* ?

L'exposition graduelle *in vivo* est une stratégie qui permet de se réapprivoiser *très graduellement* aux situations qui ont été associées à l'événement traumatique. Il s'agit d'une stratégie très puissante qui procure d'importants progrès sur le plan des symptômes post-traumatiques. Elle favorise également la confiance en soi puisqu'elle permet de s'exposer petit à petit à des situations qu'on évitait avec crainte auparavant. En fait, cette stratégie diminue les symptômes d'évitement post-traumatique, réduit l'anxiété et la détresse en présence d'éléments associés au traumatisme et favorise la reprise des activités, ce qui hausse le niveau d'autonomie et entraîne la reprise des contacts sociaux.

Pourquoi l'exposition graduelle *in vivo* fonctionne-t-elle ?

L'exposition graduelle *in vivo* vise à favoriser chez vous une expérience d'habituation. Avec cette stratégie, vous êtes exposé *en douceur* et de façon *très graduelle* à un élément qui vous cause de l'anxiété. Cette exposition va provoquer la même montée d'anxiété qu'observée dans la courbe d'évitement (la monté A est identique dans les deux graphiques vus précédemment). Donc, au début, vous aurez aussi peur de la situation. Par contre, il y aura deux différences par rapport à votre façon de faire habituelle : 1. la situation que vous affronterez sera plus facile et, surtout, graduelle ; 2. vous serez encouragé à tolérer la situation ainsi que vos sensations d'anxiété (courbe C) et à rester dans la situation plutôt que de fuir comme avant. Vous prendrez ainsi conscience que votre peur ne poursuit pas sa montée jusqu'à un niveau intolérable, mais qu'elle se stabilise plutôt à un plateau. Ce plateau va doucement diminuer au fur et à mesure de l'exposition : vous constaterez en effet que rien de ce que vous appréhendiez ne se produit, que votre niveau d'anxiété est désagréable mais que vous êtes capable de le tolérer, et qu'un autre traumatisme n'a pas eu lieu.

Évidemment, pour bien fonctionner, vous devez vous exposer à une situation facile au début. Vous verrez plus loin comment bien doser cette première situation et faire en sorte que vous la réussissiez. L'objectif est de provoquer une courbe d'habituation tolérable chez vous, c'est-à-dire que vous puissiez supporter votre peur et ressentir que celle-ci atteint un plateau avant de diminuer.

La courbe d'habituation *n'est pas* soulageante à court terme : elle est désagréable et provoque des réactions émotives désagréables. Cependant, à long terme, c'est l'approche la plus puissante : elle ne renforce pas votre peur et elle permet de remettre en question vos interprétations vis-à-vis du danger. De plus, elle favorise une amélioration de vos symptômes : en effet, plus vous tolérerez la courbe d'habituation, plus vous remarquerez que votre niveau d'anxiété diminue au fur et à mesure de vos tentatives. Plus vous essaierez une situation de crainte, plus vous vous y habituerez et plus vous réaliserez qu'il ne se produit pas ce que vous craigniez. Cela entraîne donc une *spécificité du trauma*, c'est-à-dire que cela vous permet de réaliser que ce qui vous est arrivé est exceptionnel et spécifique et que vous ne pouvez pas généraliser votre peur à toutes les situations qui lui ressemblent.

S'exposer graduellement à une situation anxiogène est donc moins agréable à court terme, mais il s'agit d'une stratégie très efficace et éprouvée pour diminuer les symptômes post-traumatiques à long terme.

Comment utiliser l'exposition graduelle *in vivo*?

Vous comprenez un peu mieux maintenant pourquoi vous avez tendance à éviter certaines situations et pourquoi votre anxiété reste toujours aussi élevée vis-à-vis de ces situations même si cela fait plusieurs mois ou même plusieurs années que vous avez vécu l'événement traumatique. Autrement dit, vous comprenez mieux le mécanisme de conditionnement. Vous savez que ce mécanisme se généralise souvent à la suite d'un événement traumatique et que nous avons tendance à éviter toutes les situations qui sont assocées à cet événement parce qu'elles provoquent trop d'anxiété. Malheureusement, cette tendance à l'évitement a un impact négatif majeur : elle diminue notre qualité de vie en maintenant nos symptômes.

Nous allons voir ensemble comment vous pouvez *doucement* vous réapprivoiser à certaines situations qui entraînent de l'anxiété chez vous. Dites-vous dès maintenant que vous utiliserez toutes ces procédures en respectant votre rythme et vos besoins. Bien sûr, il ne sera pas agréable d'affronter (même en douceur et graduellement) certaines situations difficiles et vous devez vous attendre à ressentir quelques malaises physiques. La peur se manifeste souvent par des palpitations, des sueurs froides, des tremblements et un désir puissant de fuir. Vous aurez peur de revivre un autre événement traumatique et vous vous sentirez vulnérable. Ces sensations sont normales durant l'exposition. Rappelez-vous cependant qu'elles ne sont pas dangereuses et qu'elles ne sont pas le signe qu'un autre trauma risque de se reproduire.

Étape 1 : dressez une liste des situations évitées

Pour commencer, inscrivez au point 1 de l'exercice 5, intitulé «Construction d'une hiérarchie d'exposition *in vivo*», à la page 217, toutes les situations que vous évitez actuellement. Il s'agit ici de faire un inventaire le plus large possible des éléments et des situations qui vous font peur. Ces situations sont souvent liées à l'événement traumatique et découlent d'un processus de conditionnement. Pour chacune d'elles, évaluez à quel point elle vous fait peur : pendant la situation, à combien évaluez-vous votre niveau d'anxiété subjectif (NAS) sur une échelle de 0 à 100 ? La cote 0 indique que vous êtes très calme et parfaitement à l'aise ; la cote 30 souligne que vous commencez à ressentir de la peur et des malaises physiques d'anxiété ; la cote 50 signale que votre peur est moyennement tolérable mais bien présente ; la cote 80 correspond à un niveau élevé au cours duquel vous vous sentez vulnérable et très anxieux ; la cote 100 est l'extrême du continuum : votre peur est au maximum, vous fuyez la situation ou vous la tolérez avec beaucoup de difficulté, votre anxiété vous empêche de réfléchir adéquatement, vous perdez vos moyens et vous êtes obnubilé par l'impression que vous allez revivre un autre traumatisme. Prenez quelques minutes pour bien répertorier et coter toutes les situations qui vous font peur dans votre vie quotidienne.

Étape 2 : construisez une hiérarchie d'exercices

Une fois que vous avez dressé une liste de toutes les situations qui vous font peur et que vous avez indiqué votre NAS pour chacune d'elles, vous êtes prêt à construire une hiérarchie d'exercices (point 2 de l'exercice 5). Une hiérarchie est une liste d'exercices gradués selon leur niveau de difficulté ; ainsi, les exercices sont ordonnés du plus facile au plus difficile. Ayez en tête l'image d'un escalier : la situation qui vous fait très peur correspond à l'exercice 10 ou à la marche la plus haute de l'escalier. Pour le moment, cette marche vous semble sûrement inatteignable et la monter vous fait peur. Établir une hiérarchie vous permettra de déterminer les marches intermédiaires qui vous permettront d'atteindre cette dernière marche.

Une procédure systématique vous permettra d'atteindre cette marche numéro 10 graduellement et dans la douceur. Nous le verrons plus tard, mais sachez déjà que vous monterez cet escalier une marche à la fois et répéterez votre enjambée aussi souvent que cela est nécessaire, jusqu'à ce qu'elle vous paraisse facile. Quand l'exercice sera effectué avec calme et qu'il deviendra naturel, vous vous attaquerez à la deuxième marche, qui devra aussi être enjambée facilement avant que vous songiez à monter sur la marche suivante. Et ainsi de suite. Cette procédure fait donc en sorte que lorsque vous arriverez à la 10e marche, c'est que la 9e aura été réussie facilement, et que si la 9e a été montée, c'est que l'exercice 8 est maintenant rendu facile et que donc, vous réussissez sans problème les exercices 1 à 7. Si, maintenant, vous regardez avec anxiété la 10e marche, souvenez-vous que de la 9e marche, elle paraîtra beaucoup moins impressionnante !

Pour construire une telle hiérarchie, prenez d'abord la situation qui induit le NAS le plus bas dans la liste que vous avez dressée au point 1 et inscrivez-la au point 2a (exercice 5). Pour cette situation, construisez une hiérarchie d'exercices qui vous mènera à elle en 10 étapes graduelles. Allez-y en douceur. Rappelez-vous que chacune de vos marches d'escalier doit être très graduelle : donc des *petits pas*. Assurez-vous aussi qu'elles constituent des étapes *réalistes*. Positionnez-vous comme si vous étiez le *coach* sportif d'un enfant qui désire atteindre un objectif : vous devez l'amener lentement à acquérir l'habileté qui lui tient à cœur sans le décourager par des exercices trop difficiles. Soyez aussi respectueux envers vous-même.

Prenons un exemple : Soledad a vécu un vol à main armée dans une banque il y a plusieurs mois. Depuis, elle a peur d'utiliser un guichet automatique et d'entrer dans un dépanneur ; elle évite également toutes les banques, surtout celle où le vol s'est produit. Voici la liste des situations qu'elle évite :

Situations	NAS
Aller au guichet automatique	75
Faire un achat dans un dépanneur	60
Faire une transaction dans une banque .	90
Faire une transaction dans la banque du vol	100

Soledad inscrit au point 2a la situation «Faire un achat dans un dépanneur» parce que c'est celle qui induit le moins d'anxiété chez elle, donc celle qui lui semble la plus facile. Elle construit ensuite une hiérarchie possible d'exercices qui lui permettront, à la toute fin, de faire des achats dans un dépanneur seule. Elle décide de graduer sa hiérarchie d'exercices selon sa proximité avec la caisse (ce qui lui fait le plus peur) et selon qu'elle est ou pas accompagnée (par exemple d'un ami ou d'un parent qui peut l'aider à s'exposer).

2a. Situation : faire un achat dans un dépanneur

Exercice 1.   Me rendre jusqu'à la porte d'entrée du dépanneur avec quelqu'un.

Exercice 2.   Me rendre jusqu'à la porte d'entrée du dépanneur seule.

Exercice 3.   Entrer dans le dépanneur avec quelqu'un juste pour regarder sans acheter, puis ressortir.

Exercice 4.   Entrer dans le dépanneur seule juste pour regarder sans acheter, puis ressortir.

Exercice 5.   Demander à mon accompagnateur d'acheter quelque chose et l'accompagner à la caisse.

Exercice 6.   Acheter un objet et payer à la caisse avec mon accompagnateur.

Exercice 7.   Acheter un objet et payer à la caisse alors que je suis seule.

Exercice 8.   Acheter plusieurs objets et payer à la caisse avec mon accompagnateur.

Exercice 9.   Acheter plusieurs objets et payer à la caisse alors que je suis seule.

Exercice 10. _____
              _____.

Vous remarquerez que la hiérarchie est très graduelle : l'exercice 2 est un peu plus difficile que l'exercice 1, et l'exercice 3 est plus difficile que l'exercice 2, etc.

Étape 3 : exposez-vous au premier exercice de la première situation

Si votre hiérarchie est bien faite, le premier exercice de la première situation devrait être d'un niveau réaliste : pas trop facile mais pas trop difficile non plus. Il est maintenant temps de vous exposer à cette première situation. Pour ce faire, vous devez tenir compte de certaines consignes importantes et ne pas en déroger :

• **Faites cet exercice pendant au moins 45 minutes**. Cela surprend souvent les victimes quand on leur dit qu'elles devront s'exposer à chacun des exercices pendant au moins trois quarts d'heure. Pourquoi pendant ce laps de temps relativement long ? Pour ne pas provoquer chez vous une courbe d'évitement. Par exemple, si Soledad se dit : *« Bon, je vais commencer par me présenter devant la porte du dépanneur durant 5 minutes »*, que va-t-il lui arriver ? Elle va se sentir très anxieuse, vulnérable, tendue, et après 5 minutes, elle va s'éloigner de la situation, donc elle va se sentir rapidement soulagée. Elle risque alors de vivre les inconvénients de la courbe d'évitement : sentir que c'était dangereux, ne plus vouloir y retourner, avoir l'impression que fuir fonctionne et que c'est ce qu'il faut faire. En fait, elle n'a pas permis à son organisme de s'habituer à la situation. Et nous savons que cela prend du temps : il faut environ 45 minutes pour que le corps ressente la montée d'anxiété, puis qu'il sente le plateau se former et qu'il s'habitue assez à la situation pour que sa peur diminue. Ainsi, quand vous vous éloignez de la situation après 45 minutes, vous êtes relativement calme et vous avez ressenti toutes les étapes de l'habituation. Restez-y donc pendant au moins 45 minutes ou jusqu'à ce que votre anxiété ait diminué de façon significative et que vous ressentiez le processus d'habituation ;

• **Pendant l'exercice, pratiquez votre respiration dia-phragmatique** pour vous apaiser. Le fait de vous exposer à cette situation va provoquer chez vous de l'anxiété et une intense sensation de vulnérabilité. Tentez de tolérer la situation et de diminuer votre inconfort en respirant de façon plus appropriée. Ne tentez pas de vous dis-traire ; restez bien centré sur la situation ;

• **Répétez, répétez et répétez votre séance** d'exercice de 45 minutes plusieurs fois durant la semaine. N'oubliez pas que l'exposition est un *apprentissage*. Avez-vous appris le ski en une séance ? Souvenez-vous des heures d'entraînement qu'a exigées votre technique de dacty-lographie... Il en est de même de cette situation : vous devrez répéter et répéter l'exercice 1 jusqu'à ce que celui-ci devienne facile ; et cela prendra le nombre de jours ou de semaines qu'il faudra ! C'est seulement lorsque cet exercice sera effectué facilement que vous pourrez songer à vous attaquer à l'exercice suivant. Rappelez-vous que ce qui vous semble difficile la pre-mière fois sera nettement plus facile la cinquième fois, et encore plus après 17 fois, 28 fois, 50 fois ! À force de refaire l'exercice, vous remarquerez aussi que rien de ce que vous craigniez ne se produit et vous vous sentirez de moins en moins vulnérable ;

• **Voyez ces exercices comme des tentatives**, des occasions d'apprendre quelque chose de différent, et non pas comme des « obligations de performance ». Si l'exercice ne fonctionne pas tout à fait comme vous le désiriez, recommencez avec patience et, surtout, faites preuve d'indulgence à votre égard. Prenez votre temps, vous exposer à ces situations est exigeant. De plus, votre ten-dance à l'évitement et l'aspect chronique de vos symp-tômes sont des forces qu'il ne faut pas sous-estimer et qui iront à l'encontre de vos exercices.

Avant de commencer l'exercice, photocopiez la «Grille d'auto-observation pour les exercices d'exposition *in vivo*» que vous trouverez à la page 220. Inscrivez l'heure, vos craintes et votre NAS dans les colonnes correspondantes et traînez cette feuille avec vous pendant votre exercice.

Mais revenons à notre exemple. Soledad décide donc de s'exposer au premier exercice de la première situation, qui est *«Me rendre jusqu'à la porte d'entrée du dépanneur avec quelqu'un»*, et demande à une amie de l'accompagner (nous verrons plus loin les critères pour choisir un bon accompagnateur). Ensuite, Soledad se dirige avec elle à un dépanneur et se rend jusqu'à la porte d'entrée. L'inquiétude monte tout de suite en elle : elle craint un vol à main armée, elle se sent «dans la ligne de mire» et elle trouve tout le monde bizarre, voire louche. Elle ressent des palpitations, se sent vulnérable et mal à l'aise. Elle se demande pourquoi elle exige d'elle-même une telle exposition à cette situation, alors qu'elle *«peut très bien s'arranger pour ne jamais avoir besoin d'aller dans un dépanneur»*! Bref, elle a vraiment le goût de fuir. Son niveau d'anxiété est à 90 %. Avec son accompagnatrice, elle relit la feuille de consignes (voir à la page 219) et s'efforce de tolérer sa peur. Après 20 minutes, elle réalise que sa peur n'a pas diminué, mais... qu'elle n'a pas augmenté non plus! Elle se dit que c'est un peu plus tolérable juste par le fait de savoir que sa peur n'augmentera probablement pas et que le pire est probablement passé. Après 30 minutes, elle se sent un peu mieux, elle peut regarder les environs, elle est moins vigilante envers les comportements des autres et elle se sent moins tendue physiquement. Après 45 minutes, elle est plus calme. Elle n'aime toujours pas être là, mais elle est fière de s'être exposée ainsi et d'avoir réussi. Elle quitte la situation alors qu'elle est à un état de calme de 50 %.

Le lendemain, Soledad se demande comment elle a été capable de faire cet exercice. Elle ne peut s'empêcher de s'inventer plein de scénarios sur *« ce qui aurait pu se passer »* et elle n'a pas du tout envie de refaire ça. Il lui faut tout son courage pour recommencer l'exercice au même dépanneur, au même endroit et avec la même accompagnatrice. Elle reste sur place pendant 45 minutes et constate chemin faisant que, bien que l'expérience ne soit pas facile, elle est tout de même moins difficile que la veille.

Soledad refait le même exercice pendant six jours. Après ce temps, elle se sent beaucoup plus à l'aise : la situation étant rendue facile, elle ne se sent plus vulnérable et elle est prête à passer à l'exercice numéro 2 de sa hiérarchie, qui est : « Me rendre jusqu'à l'entrée du dépanneur seule. »

Étape 4 : prenez du temps pour revenir sur votre exercice et vous apaiser

Après chaque séance d'exercice, apaisez-vous. Utilisez les stratégies de respiration ou de relaxation que vous avez vues dans le chapitre précédent de manière à favoriser une détente complète. Ensuite, faites un bilan de la façon dont s'est passé l'exercice. En général, est-ce que cela a bien fonctionné ? Qu'est-ce qui a été réussi ? Qu'est-ce qui a été plus difficile ? Était-ce une situation assez facile pour vous ? Comportait-elle tout de même une certaine dose de difficulté qui pouvait vous faire avancer ? Avez-vous assez attendu pendant l'exercice ? Avez-vous tenté de vous distraire (ce qu'il ne faut pas faire) ? Avez-vous bien toléré vos symptômes de stress en tentant de respirer du bas du ventre ? N'oubliez pas de vous encourager et de vous féliciter pour ce que vous avez fait. Ces exercices ne sont pas faciles et cela demande beaucoup de courage et de détermination.

Étape 5 : après avoir évalué votre évolution, prévoyez vos prochains exercices

Si vous sentez que votre exercice va bien et que votre peur s'estompe doucement, vous avez deux options : continuer à répéter le même exercice jusqu'à ce qu'il soit encore plus facile ou passer à l'exercice suivant.

Si, par contre, après plus de 10 répétitions (c'est-à-dire 10 séances d'exposition de 45 minutes) vous ne voyez aucune amélioration, vous avez aussi deux options : modifier votre exercice ou aller chercher une aide professionnelle qui pourra identifier avec vous ce qui vous empêche de diminuer votre peur (nous aborderons ce sujet plus loin).

Exercice 5: construction d'une hiérarchie d'exposition in vivo

1. Précisez toutes les situations que vous évitez et celles que vous tolérez mais qui entraînent un niveau significatif d'anxiété chez vous. Ensuite, précisez votre niveau d'anxiété subjectif (NAS) pour chacune des situations sur une échelle de 0 (calme) à 100 (très paniqué).

Situations évitées ou qui entraînent de l'anxiété	NAS (de 0 à 100)
_____	_____
_____	_____
_____	_____
_____	_____
_____	_____
_____	_____
_____	_____
_____	_____
_____	_____

2. Inscrivez en 2a la situation qui induit le NAS le plus bas dans la liste que vous avez dressée au point 1. Construisez une hiérarchie d'exercices qui vous mènera à cette situation en 10 étapes graduelles. Allez-y *très* graduellement et en douceur.

2a. Situation : _____

   Exercice 1. _____

   Exercice 2. _____

   Exercice 3. _____

   Exercice 4. _____

   Exercice 5. _____

Exercice 6. _____

Exercice 7. _____

Exercice 8. _____

Exercice 9. _____

Exercice 10._____

Au point 2b, inscrivez la situation qui provoque chez vous un NAS un peu plus élevé, puis construisez une hiérarchie d'exercices qui vous mènera à cette situation en 10 étapes graduelles. Allez-y *très* graduellement et en douceur.

2b.

Situation: _____

Exercice 1. _____

Exercice 2. _____

Exercice 3. _____

Exercice 4. _____

Exercice 5. _____

Exercice 6. _____

Exercice 7. _____

Exercice 8. _____

Exercice 9. _____

Exercice 10._____

Utilisez la même procédure pour toutes les autres situations que vous évitez ou qui entraînent beaucoup d'anxiété chez vous. Précisez une situation à laquelle vous voudriez vous réapprivoiser, puis définissez une hiérarchie graduelle d'exercices.

Consignes pour mener à bien vos exercices d'exposition

1. **Restez dans la situation pendant au moins 45 minutes.** Durant l'exercice, tentez de tolérer la situation et de supporter vos symptômes d'anxiété. Respirez calmement et de façon profonde. Essayez de remarquer que votre anxiété diminue doucement avec le temps, que la catastrophe ou le traumatisme que vous anticipiez ne se produit pas.

2. **Pratiquez votre respiration et restez centré sur la situation.** Ne succombez pas à la tentation de penser à autre chose (lire un roman, penser à votre liste d'épicerie, faire exprès pour vous changer les idées). Restez concentré et tâchez de respirer profondément.

3. **N'augmentez le niveau de difficulté que lorsque vous avez parfaitement réussi l'exercice** que vous faites actuellement. Après chaque séance, tentez de faire un bilan de votre expérience et d'évaluer la façon dont vous l'avez effectuée. Était-ce une situation assez facile pour vous? Comportait-elle tout de même une certaine dose de difficulté qui pouvait vous faire avancer? Vous êtes-vous exposé assez longtemps? Avez-vous tenté de vous distraire pendant ce temps? Avez-vous bien toléré vos symptômes de stress en essayant de respirer du bas du ventre?

4. **Répétez souvent le même exercice** pendant la semaine avant de passer à l'exercice suivant, et ce, au même endroit et de la même façon. Répétez-le jusqu'à ce qu'il soit facile.

5. **Soyez compréhensif envers vous-même** et n'oubliez pas de voir les exercices comme des occasions d'apprendre quelque chose de différent. Si l'exercice ne fonctionne pas ou s'il ne marche pas comme vous le désiriez, recommencez avec patience et faites preuve d'indulgence envers vous-même.

Grille d'auto-observation
pour les exercices d'exposition *in vivo*

Jour	Exercice prévu	Avant		Pendant		Après		Commentaires sur votre exercice
		Heure Pensées	NAS	Pensées	NAS	Heure Pensées	NAS	
		h				h		
		h				h		
		h				h		
		h				h		

Exemple de construction d'une hiérarchie d'exposition in vivo *selon l'exemple de Normand*

1. **Liste des situations évitées.** Voici la liste des situations évitées et celles qui sont tolérées avec anxiété chez Normand, accompagnées de ses NAS pour chacune des situations.

Situations	NAS
Entrer dans la cuisine	7
Utiliser la cuisinière	10
Aller à la station d'essence	9
S'approcher d'un barbecue ou d'un foyer	10
Aller chez quelqu'un qui a un foyer	7
Se promener dans une rue où passent beaucoup de camions	5
Être dans la salle de bain quand elle est embuée	6
Écouter des sons métalliques	8

2. **Hiérarchie des exercices pour apprivoiser les situations précédentes**
   Situation 1 : se promener dans une rue où passent beaucoup de camions. (Cette situation est la moins difficile, selon l'évaluation du NAS de Normand.)

   1. Entendre de légers bruits métalliques (triangle, deux clés ensemble) accompagné.
   2. Entendre de légers bruits métalliques lorsque je suis seul.
   3. Entendre de légers bruits métalliques seul et en fermant les yeux.
   4. Entendre de forts bruits métalliques (clés dans une poubelle de métal) accompagné.
   5. Entendre de forts bruits métalliques lorsque je suis seul.
   6. Entendre de forts bruits métalliques seul et en fermant les yeux.

7. Marcher accompagné dans une rue moyennement passante le jour.

8. Marcher seul dans une rue moyennement passante le
   soir.

9. Marcher accompagné dans une rue plus passante le
   jour.

10. Marcher seul dans une rue plus passante le soir.

Situation 8 : utiliser la cuisinière.

1. Entrer dans la cuisine en regardant le comptoir (accompagné et ensuite seul).

2. Entrer dans la cuisine en regardant la cuisinière (accompagné et ensuite seul).

3. Entrer dans la cuisine en regardant la cuisinière
   allumée (accompagné et ensuite seul).

4. Allumer le rond de la cuisinière et rester près (accompagné et ensuite seul).

5. Sentir la chaleur du rond en tendant la main.

6. Sentir la chaleur du rond en tendant la main les yeux
   fermés.

7. Faire bouillir de l'eau dans une casserole.

8. Prendre la casserole alors que l'eau bout.

9. Allumer une allumette.

10. Faire cuire un bifteck (accompagné et ensuite seul).

« Je suis intimidé par ce que les autres vont penser de moi pendant mes exercices »

Il peut arriver que certains exercices vous gênent et que cela vous empêche de vous exposer parce que vous avez peur d'avoir l'air ridicule. *« Mon premier exercice consiste à rester 45 minutes dans un hall de cinéma. Qu'est-ce que le personnel va penser de moi ? », « Je dois aller dans une salle d'attente pour m'ex-poser aux gens, mais je n'ai pas de rendez-vous, je vais avoir l'air fou », « C'est idiot de m'exposer à mon milieu de travail sans que je sois officiellement de retour. Qu'est-ce que je vais dire à mes collègues ? », « Je dois passer 45 minutes dans une banque sans me rendre au comptoir. Je vais avoir l'air complètement bizarre ! ».*

Avant tout, sachez que l'opinion des autres ne vous touche que si vous accordez de l'importance à ce qu'ils pensent. Ce que pensent de vous des inconnus est-il vraiment si important au point que cela vous empêche de faire un exercice qui pourrait vous aider de façon significative ? Réfléchissez-y bien ; cela pourrait constituer une première étape pour remettre en question l'importance que vous accordez à l'opinion des autres dans votre vie...

Néanmoins, si cela reste important pour vous, ou si vraiment votre comportement lors des exercices pourrait intriguer certaines personnes (par exemple, le gardien de sécurité d'une banque, l'employé du dépanneur ou le préposé dans le métro), envisagez de les mettre au courant de votre démarche. Lorsque j'accompagne des victimes pour leurs exercices, il m'arrive souvent de mettre des gens au courant de la nature de notre expérience (*« Nous resterons ici environ 45 minutes afin de faire un exercice pour nous familiariser à nouveau avec cet endroit à la suite d'un événement traumatique »*). Vraiment, je reçois *toujours* une réponse très positive des gens mis au courant. La plupart sont très empathiques, collaborateurs, et s'ils étaient méfiants au départ, ils deviennent très gentils et disponibles. N'hésitez pas à les mettre au courant de ce que vous faites, surtout si vous devez revenir plusieurs fois en ces lieux. Personne ne juge négativement des victimes de traumatisme qui tentent de se familiariser à nouveau avec un endroit pour retrouver une bonne qualité de vie. Au contraire, on les regarde souvent avec respect et considération.

« Comment désigner un bon accompagnateur pour mes exercices ? »

Il peut être très aidant de vous faire accompagner par une personne de confiance lors de vos exercices. Cependant, le rôle d'accompagnateur n'est pas à la portée de tout le monde. Voici quelques critères qui peuvent vous guider dans le choix d'un bon accompagnateur :

1. Assurez-vous que la personne est assez près de vous émotivement pour que vous puissiez exprimer aisément votre peur ou votre tristesse en sa présence. Il faut que vous puissiez vous sentir à l'aise de laisser monter votre anxiété pendant l'exposition, lui exprimer vos craintes ou pleurer si cela vous fait du bien. Ne choisissez pas quelqu'un qui vous intimide, qui tolère mal les émotions des autres ou duquel vous sentez un jugement sévère.

2. Toutefois, choisissez une personne qui *n'est pas* trop proche de vous et qui *n'a pas* « besoin » que vous alliez mieux pour se sentir elle-même mieux. Ainsi, on ne recommande pas en général que votre conjoint ou des personnes qui habitent avec vous soient accompagnateurs. Évitez également les gens qui vous mettront de la pression ou qui seront critiques envers vous, de même que ceux qui vous côtoient dans le quotidien et qui peuvent avoir hâte que vos symptômes diminuent pour que leur vie soit plus facile. Assurez-vous que la personne choisie fait preuve de patience envers votre évolution et qu'elle *n'attend pas* une performance de votre part.

3. Optez pour quelqu'un qui a du temps à vous consacrer. Les séances d'exercice durent au moins 45 minutes chaque fois et il est important que vous puissiez sentir que vous avez tout votre temps et que vous n'êtes pas serré dans l'échéancier bien rempli de votre accompagnateur.

4. Choisissez quelqu'un qui peut vous encourager. Certaines personnes sont toutes désignées pour jouer le rôle d'accompagnateur : elles ont de la facilité à complimenter, elles voient souvent le côté positif des choses, elles sont patientes et indulgentes envers les difficultés des autres. En fait, elles auraient fait un bon *coach* ou une bonne monitrice de camp de vacances. Cherchez

quelqu'un qui possède ces qualités et qui vous encourage.

5.   Expliquez bien à votre accompagnateur que l'objectif de l'exposition *n'est pas* de ne pas ressentir d'anxiété mais, au contraire, de la laisser monter et de sentir qu'elle atteint un plafond avant de diminuer graduellement. Expliquez-lui les mécanismes de conditionnement et d'évitement et faites-lui lire ce chapitre afin que vous soyez sur la même longueur d'onde pendant les exercices.

6.   Pendant les exercices, avertissez votre accompagnateur qu'il n'a pas à entretenir la conversation. En fait, il est important que vous puissiez vous centrer sur l'exercice à faire et sur vos émotions sans vous laisser distraire par un bavardage excessif. Votre accompagnateur doit être à votre écoute et vous encourager doucement, lire avec vous les consignes ou vous aider à remplir votre feuille d'enregistrement pendant l'exercice. Il *n'a pas* à vous distraire, à vous occuper, à vous « changer les idées » ou à vous critiquer si cela ne se passe pas comme vous le voulez. Précisez-lui bien son mandat : il s'agit d'un accompagnement pendant un exercice ; *cela ne ressemble pas* à une sortie entre amis ni à une partie de plaisir.

« Quand dois-je demander de l'aide professionnelle ? »

Comme nous l'avons vu dans la section précédente, il faut plusieurs qualités pour acccompagner quelqu'un pendant les exercices d'exposition. De plus, comprendre pourquoi ces exercices ne fonctionnent pas dans votre cas, adapter cette stratégie à votre situation toute personnelle, prévoir et structurer vos exercices, tout cela demande des habiletés particulières que souvent seuls des professionnels possèdent. Si les stratégies d'exposition ne fonctionnent pas pour vous, si vous vous sentez plus en détresse, si vous avez de la difficulté à rester motivé et systématique dans cette procédure, envisagez l'aide d'un ou d'une psychologue.

Les psychologues spécialisés en intervention cognitivo-comportementale avec des victimes traumatisées sont familiarisés avec les stratégies d'exposition et pourront vous offrir soutien et expertise. Avec leur aide, vous pourrez mieux comprendre les associations conditionnées qui ont mené à vos peurs et à votre évitement et vous effectuerez plus facilement vos exercices. Plusieurs d'entre eux pourront aussi vous accompagner pendant vos exercices. De plus, tout un travail sur vos émotions et vos pensées pourra être jumelé à cette démarche, ce qui facilitera votre digestion émotionelle de l'événement traumatique. N'hésitez pas à faire appel à eux si vous en sentez le besoin.

CHAPITRE 11

Grandir grâce au trauma, est-ce possible?

Vous vous sentez mieux. Vous éprouvez moins de détresse et vous êtes plus serein. Vous êtes davantage capable de vaquer à vos occupations. Vous vous sentez plus énergique, plus dynamique. Vous recommencez à vous sentir vivant et à faire des projets d'avenir.

Si tel est votre cas, ce chapitre vous aidera à «clore» votre travail sur l'événement traumatique. Les anglophones utilisent le terme *closure* pour désigner cette étape. Cela peut se traduire par le sentiment que l'on boucle quelque chose, que l'on a atteint la fin d'une étape et que l'on est prêt à poursuivre vers autre chose, à avancer et à reprendre sa vie. Cela ne signifie pas nier totalement l'événement et faire comme si celui-ci n'avait jamais existé ou alors fuir le passé pour se bousculer en avant. Cela veut dire plutôt bien boucler la boucle concernant un moment majeur de votre vie, mieux comprendre ce qu'il a signifié pour vous, tenter de lui donner un sens et d'utiliser cette occasion pour être plus heureux dans le futur. Ce chapitre pourra vous guider dans l'atteinte de ce sentiment de *closure*.

Si vous souffrez encore de séquelles et de symptômes post-traumatiques importants entraînés par l'événement et qui interfèrent avec votre quotidien, vous n'êtes pas prêt à effectuer ce dernier travail. Reprenez la lecture des chapitres précédents ou songez à aller chercher de l'aide auprès d'un psychologue spécialisé.

« Quelle sorte de bilan puis-je dresser de ce qui m'est arrivé ? »

À ce stade de votre travail sur le trauma, il peut être intéressant de faire un bilan de ses répercussions dans votre vie. Quels symptômes demeurent ? Qu'est-ce qui est encore difficile à faire ? Qu'est-ce qui est différent depuis ? Qu'est-ce qui est mieux ? moins bien ?

Et puis, il peut être aussi important de se poser des questions d'un autre ordre. Est-il possible que cet événement puisse, en partie, constituer une occasion d'apprendre ? Pourrait-il être une occasion de changement positif ?

Évidemment, de telles questions auraient été impensables immédiatement après le traumatisme. Tout semblait si irréel, négatif, décourageant ! Vous aviez probablement l'impression d'être dans un trou noir dont vous ne sortiriez jamais. Votre détresse était submergeante, vos symptômes étaient envahissants. Vous étiez bouleversé, plein de révolte, de tristesse ou de honte. Mais maintenant que vous avez cheminé et que certains de vos symptômes ont diminué, pouvez-vous envisager des apprentissages qui découlent de cette expérience, si horrible fût-elle ? Qu'avez-vous pu apprendre dans ce qui vous est arrivé ? Qu'avez-vous appris sur vous-même ? sur les autres ? sur la vie ? Si vous vous sentez différent depuis le trauma, qu'est-ce qui a changé chez vous ?

Il est important de réaliser que l'événement traumatique n'est pas *complètement* négatif. Il est souvent possible de faire ressortir des éléments qui vous renforceront dans le futur. Comment pouvez-vous, malgré tout, en sortir gagnant ? Pouvez-vous faire ressortir, malgré tout, des points positifs de cette expérience ? des choses positives que vous n'auriez jamais vécues si cet événement ne s'était pas produit ? Avez-vous découvert dans cette expérience des forces que vous ne vous connaissiez pas? Avez-vous effectué des choses que vous ne pensiez jamais pouvoir faire?

Comment cet événement pourrait-il constituer aussi une occasion dont vous pourriez profiter? Pourrait-il vous permettre de remettre en question certains modes de vie passés qui vous faisaient souffrir? de vous repositionner par rapport à ce que vous voulez être maintenant? Cette épreuve pourrait-elle vous aider à reconsidérer votre système de valeurs ou votre échelle de priorités? La prochaine section de ce chapitre se centre sur ces questions.

Passer de l'état de victime à celui de survivant

Vivre un événement traumatique, c'est soudainement perdre tous ses moyens. C'est se voir brusquement affaibli, démuni, affecté par des émotions fortes et des symptômes incapacitants. On est incapable de mener la vie que l'on voudrait vivre, on se sent submergé par la détresse, on est vraiment une victime de l'événement traumatique. Cet état est normal. Avec le temps et la diminution de votre détresse vient une autre étape: la survivance. La différence entre les deux? Le survivant a traversé cette épreuve. Il est moins passif vis-à-vis de ce qui s'est produit, il est davantage capable de prendre sa vie en main. Il a atteint la fin d'une étape et il se sent prêt à poursuivre vers l'avenir avec confiance et enrichi par cette expérience.

Cette étape implique une certaine acceptation du trauma: cela ne signifie pas que l'on soit d'accord avec le fait que de tels événements existent et qu'ils vont se produire encore dans le futur. Mais cela implique reconnaître qu'il a eu lieu, se soumettre au fait qu'il a entraîné de la détresse chez nous, concéder que de tels événements existent et que, malheureusement, ils vont exister encore même si l'on trouve cela profondément dégueulasse, injuste et horrible.

Être un survivant, cela signifie aussi que, si l'on n'a *aucunement* choisi de vivre un tel événement, on peut cependant choisir ce que l'on va en faire maintenant. C'est accepter que l'on a une responsabilité dans ce que l'on peut faire actuellement, responsabilité envers soi-même et envers ses proches.

Comment pouvez-vous atteindre cette étape ? D'abord, il peut être aidant de prendre quelques minutes pour définir vos besoins actuels. Le trauma a pu remettre en question beaucoup de choses dans votre vie et il vous a peut-être permis de vous connaître davantage. De quoi avez-vous besoin pour être bien dans votre peau ? dans votre famille ? dans votre couple ? dans votre vie professionnelle ? De quoi avez-vous besoin pour bien vous développer en tant que femme, conjointe, mère ? en tant qu'homme, conjoint, père ? À quelles sortes de loisirs voulez-vous vous adonner ? Quels types de relations interpersonnelles voulez-vous entretenir ?

Ce travail thérapeutique peut vous amener à réaliser qu'un événement traumatique peut être une belle occasion pour faire des remises en question et des changements. Des exemples ? Plusieurs victimes m'ont mentionné comment cette épreuve leur avait permis de préciser leurs priorités de vie (*« Mes amis et ma famille seront plus importants dans le futur ; autrefois, j'étais beaucoup trop centré sur l'argent et sur la performance »*, *« J'ai le goût d'adopter un autre mode de vie : moins stressé, plus axé sur le bien-être »*, *« J'ai envie de voir davantage mes enfants et de goûter le temps de vivre »*, *« Je réalise comment c'est important de prendre du temps pour soi »*, *« Je voudrais investir davantage dans ma spiritualité ; cela m'a beaucoup manqué lors de cet événement »*). Sentir que l'on est passé tout près de la mort ou que l'on a failli être blessé gravement, sentir que la vie est fragile, tout cela peut nous aider à nous rapprocher de l'essentiel. Et si vous revoyiez vos valeurs de vie ? vos priorités ?

Cette réflexion peut aussi vous permettre de définir de nouveaux objectifs de vie, de déterminer des façons d'améliorer votre qualité de vie. Certains décident de consacrer

davantage de temps aux loisirs et aux sports, de se rapprocher des gens qui les entourent ou de reprendre des projets
longtemps mis de côté (*«Maintenant que je sais que la vie est si
fragile, je vais oser retourner aux études pour travailler dans ce que
j'aime depuis toujours»*, *«Je veux reprendre mes cours de peinture
même si tout le monde trouve cela ridicule»*, *«Je vise à m'affirmer
davantage dans la vie, cela fait si longtemps que j'y pense!»*, *«J'ai
décidé que je dirais plus souvent à mon conjoint que je l'aime même si
cela est gênant pour moi; c'est si important!»*). Quels objectifs de
vie voudriez-vous atteindre dans la prochaine année? à plus
long terme? Que voudriez-vous avoir accompli dans votre vie
sur le plan du développement personnel? Pouvez-vous utiliser cette occasion pour définir ce qui vous rendrait plus
heureux et plus épanoui?

Le trauma peut aussi être une belle occasion de remettre en question certains traits de personnalité qui nous font
souffrir depuis longtemps. Notre douleur peut nous permettre d'être plus sensibles à la douleur des autres, notre
détresse peut nous rendre plus souples, moins intransi-
geants, moins durs face à nous-mêmes et face aux autres.
Peut-on développer plus d'indulgence, de souplesse envers
la vie, les autres et nous-mêmes? (*«J'ai envie d'être moins dur
avec moi et avec les autres»*, *«Je réalise que je n'osais pas montrer mes
émotions et, depuis ma thérapie, j'ai envie de me montrer davantage
comme je suis»*, *«Je me rends compte que la performance et la compé-
tition ne mènent pas à grand-chose et j'ai envie d'un mode rela-
tionnel plus axé sur la collaboration»*, *«Je me sens plus à l'écoute de
ce que je vis tout en respectant les autres»*, *«Je suis davantage
capable de dire ce que je pense sans blesser ceux qui sont autour de
moi»*.)

Enfin, le trauma peut nous aider à définir de nouveaux
modes relationnels avec les autres et avec la vie. Il peut nous
inciter à être plus souples et nous apprendre à mieux *recevoir*
des autres. Ou alors, il peut nous montrer à quel point *donner*
est important et nourrissant (*«Avant, je voyais tout geste d'affection ou d'attention comme un signe de pitié. Maintenant, je peux*

recevoir avec simplicité sans en faire tout un plat», *«Je me sens plus ouverte aux autres et à ce qu'ils vivent»*, *«Je suis plus capable d'accepter que des gens se soucient de moi sans me sentir faible ou diminué. Je vois cela comme un signe d'amour»*).

Comme vous le voyez, il est possible de sortir grandi de l'adversité. Traverser un événement traumatique peut donc aussi s'avérer une occasion positive de changement. Face aux diverses possibilités de changement, prenez votre temps, mesurez l'impact de vos décisions. Ne bouleversez pas tout en même temps et soyez particulièrement prudent dans les transformations qui ont des répercussions sur les autres ou un impact majeur et irréversible sur vous.

Trouver un sens au trauma

Vivre un trauma, c'est sentir ses fondements profondément bouleversés. On se sent souvent «déconstruits». Nos conceptions les plus fondamentales, nos croyances, notre foi même peuvent être remises profondément en question. Après un trauma, il est très difficile de comprendre ce qui s'est produit. Pourquoi cela s'est-il passé? Comment cela est-il possible? Pourquoi moi? Quel est le sens de tout cela? Ai-je quelque chose à apprendre d'un tel événement? Il est souvent extrêmement difficile de trouver une raison à ce qui s'est passé, et plusieurs de ces interrogations restent sans réponses.

Quelles sont vos questions relativement à cette quête de sens? Quelles sont les questions auxquelles vous n'avez pas de réponses? Auxquelles avez-vous répondu?

Mais si on *ne trouve pas* le sens de cet événement, il est possible de lui en *donner* un. Pouvez-vous donner *votre* sens à cet événement? Donner un sens n'efface pas ce qui s'est produit. Cela aide plutôt à reconstruire un système de compréhension qui vous permet de comprendre, une structure rassurante qui vous permet de poursuivre et de trouver un bien-être et une sérénité. Le monde n'est plus chaotique, il reprend ordre et signification. Donner un sens à ce qui s'est produit aide aussi à préciser de nouveaux objectifs de vie.

L'attribution d'un sens à un tel événement ne se fait pas de façon automatique. Il s'agit d'un processus de réflexion qui n'est pas linéaire et qui ne suit pas toujours un chemin rationnel, logique. Pour vous aider à donner ce sens, nourrissez-vous de diverses influences qui peuvent stimuler votre quête de sens et votre réflexion. Pour ce faire, vous pouvez puiser dans votre foi, dans d'autres types de spiritualité ou dans d'autres philosophies, dans le but de revenir à vos croyances fondamentales ou de vous offrir une autre façon de voir les choses. La spiritualité (la croyance dans le divin) est souvent aidante dans cette démarche. Votre quête de sens peut donc être nourrie par des influences qui favorisent un regard différent sur les choses.

Parallèlement à cette stimulation, il va être important de vous laisser *déposer* pour que votre sens émerge. «Se laisser déposer» signifie que vous laissez toutes ces réflexions s'apaiser pour qu'elles s'organisent d'une façon qui vous est personnelle. Il est donc important que vous lâchiez prise à certains moments sur cette quête volontaire de sens afin de créer un état de flottement, d'abandon propice à l'émergence de ce sens. Celui-ci peut devenir évident alors que, justement, on arrête de le chercher activement.

Pour vous aider à créer un état propice à l'émergence de *votre* sens, tentez de définir quels sont les lieux ou les moments qui peuvent vous apaiser. Y a-t-il des endroits qui peuvent vous aider à méditer? Certains lieux paisibles sont-ils propices à la réflexion? Est-ce qu'il y a des sons ou des pièces musicales qui peuvent vous aider à vous détendre et à penser? Certaines activités solitaires favorisent-elles chez vous un retour sur les événements dans le but d'y trouver un sens? Est-ce que l'art, la danse, la poésie, la musique, la littérature pourraient vous aider dans ce processus? Est-ce qu'il y a des mots, des maximes, des versets qui peuvent constituer des points de départ pour votre réflexion? Offrez-vous des moments pendant lesquels vous avez le luxe de ne rien faire de concret et vous pouvez vous permettre de ne penser à rien sauf à vous apaiser et à être plus alerte à l'essentiel. Permettez-vous de savourer le temps qui passe. Accordez-vous des moments pour vous «laisser déposer», pour laisser retomber toute la poussière et vous sentir plus en harmonie avec l'Univers.

La vie nous met quelquefois face à des événements horribles qui ne semblent avoir aucun sens. Mais, comme nous le mentionnions précédemment, il est possible que *vous* leur en accordiez un. Certaines victimes vont tenter de transformer l'horreur de ce qu'elles ont vécu en une action humanitaire qui améliore notre monde. Pensons aux parents qui ont perdu un enfant dans des circonstances atroces et qui militent pour que de tels événements ne se reproduisent plus; pensons aux victimes qui créent des associations d'entraide pour aider d'autres victimes et leur offrir un soutien qu'elles n'avaient pas reçu lors de leur trauma; pensons aux victimes qui ont puisé dans cet événement une inspiration pour créer une œuvre: livre, peinture, sculpture; pensons aux victimes qui en profitent pour améliorer leurs relations avec les autres et pour travailler sur certains traits de leur personnalité qui les faisaient souffrir. Ces sens qui ont été accordés à l'événement traumatique permettent de transcender le traumatisme et de transformer l'horreur en un élément positif et constructif.

«Est-ce que je risque de rechuter dans le futur?»

Quelles seraient, selon vous, les causes de rechute probables? Envisagez-vous des embûches dans le futur? Avez-vous certaines craintes? Plusieurs victimes craignent de repasser par tout le processus post-traumatique qui a été si douloureux et qui a entraîné tant de détresse. Plusieurs se demandent si le fait d'avoir vécu un tel événement les rend plus sensibles au stress dans le futur.

Évidemment, chaque personne est unique et chaque expérience est spécifique. Il est donc difficile de trancher pour l'ensemble sur les probabilités de rechute. Cependant, nous savons que certaines situations peuvent être particulièrement difficiles pour des personnes ayant vécu un événement traumatique dans le passé. Ainsi, les dates anniversaires liées à l'événement sont habituellement sources d'anxiété. Elles peuvent entraîner chez vous certaines reviviscences normales et temporaires, comme des rêves de l'événement ou des *flash-back* plus fréquents. Le processus judiciaire en cours peut aussi s'avérer très stressant et provoquer un retour de la détresse et des souvenirs difficiles.

Soyez particulièrement vigilant face au retour de comportements d'évitement. Recommencez-vous à éviter certaines situations ? certains lieux ? Avez-vous tendance à mettre de côté des images ou des souvenirs de l'événement ? Évitez-vous d'en reparler alors que vous avez l'occasion d'aborder le sujet ? Buvez-vous davantage d'alcool ? Recommencez-vous à vous isoler ? Soyez attentif à ces symptômes qui peuvent s'aggraver et devenir chroniques avec le temps.

Il se peut que certains événements fassent remonter temporairement divers symptômes post-traumatiques. Par exemple, une victime d'un accident de voiture se sentira très en détresse et recommencera à avoir des images intrusives de son accident si elle apprend que le fils de sa bonne amie vient de mourir sur la route. Elle peut recommencer à avoir peur de la conduite automobile ou craindre que ses enfants soient victimes d'un tel accident. Être face une fois de plus à des événements similaires dans votre entourage peut faire remonter certains symptômes post-traumatiques et favoriser un retour de votre peur et de votre détresse. Habituellement, ces réactions ne durent pas. Cependant, si elles persistent, si ces reviviscences se maintiennent, si vous recommencez à éviter toutes sortes de situations, si votre détresse s'accentue, n'hésitez pas à consulter un professionnel dans le domaine : il est souvent très difficile de comprendre par soi-même les raisons profondes qui ont entraîné ces symptômes; l'expertise extérieure est alors très aidante.

Il est aussi possible que vous tolériez beaucoup moins le stress qu'auparavant. Certaines victimes se disent plus sensibles aux conflits, aux tensions, aux exigences, moins aptes à faire plusieurs choses à la fois, à suivre le rythme effréné lié à la performance au travail ou à la maison. Elles ont besoin d'être entourées de plus de calme, comme si l'événement avait été la «cerise sur le *sundae*» et que, dorénavant, elles ne peuvent plus imposer de stress supplémentaire à leur système. Certaines gèrent moins bien les situations d'urgence, paniquent plus facilement, se sentent parfois confuses, adoptent un rythme plus lent et posé, ont besoin de davantage de calme et de silence pour être bien.

Que pouvez-vous faire pour diminuer les risques de rechute? Essayez de définir ce dont vous avez besoin, ce qui est difficile pour vous et ce qui vous apaise. Et puis, tentez d'avoir un mode de vie qui correspond le plus à vos besoins et à ce qui vous fait du bien. N'oubliez pas qu'il peut être très aidant d'adopter certaines «bonnes habitudes»: tentez d'entretenir des relations interpersonnelles nourrissantes avec votre entourage, impliquez-vous dans des activités de loisirs ou de sport, mangez bien, dormez autant que vous en avez besoin, diminuez votre stress quotidien. Bref, ménagez-vous pour conserver intactes vos capacités d'adaptation. Et puis, entourez-vous d'un réseau de soutien qui pourra vous appuyer en situation plus difficile.

Il est important de noter que des moments d'anxiété désagréables ou intenses se produiront dans le futur. Ils font partie de la vie et ils sont normaux. On ne peut pas empêcher les difficultés ni tous les problèmes: ils font partie intégrante de notre existence et, comme chacun d'entre nous, vous aurez à faire face à ces tracas quotidiens. Une voiture en panne, un enfant malade, des difficultés financières, des tensions familiales, des disputes avec des amis, des changements au travail, tout cela fait partie de la vie. *Vous ne pouvez pas demander à la vie ni aux autres de vous épargner sous prétexte que vous avez vécu un traumatisme.*

Préparez-vous plutôt à vivre ces difficultés normales et à les considérer comme des événements frustrants, mais qui font partie de toutes nos existences. Ces tracas de la vie quotidienne vont nécessairement entraîner de l'irritation ou de l'anxiété chez vous. Ces sentiments sont normaux et temporaires. Ne les considérez pas d'emblée comme les signes d'une rechute ou comme des symptômes pathologiques. Par contre, il peut être stratégique de prévoir ce que vous pourriez faire si vous ressentiez de l'anxiété, surtout si elle persistait et s'aggravait. Pouvez-vous demander de l'aide à vos proches ? Pouvez-vous tenter de résoudre ces difficultés ? La relecture de certains chapitres de ce livre pourrait-elle vous aider ? Pourriez-vous consulter des gens spécialisés ?

Quelques réflexions sur deux perceptions courantes

Vous vous doutez bien que, dans mon travail quotidien auprès des victimes, je remarque chez elles des interrogations et des remises en question communes. En fait, nous sommes tous humains et nous réagissons quelquefois de façon similaire aux événements. Je vous laisse ici quelques réflexions qui découlent de mon contact avec cette clientèle. Peut-être trouveront-elles un écho chez vous. Peut-être contribueront-elles à vous réconcilier avec certaines perceptions de votre entourage ou avec certaines conceptions de la vie ou des choses. Elles vous révolteront peut-être ou soulèveront en vous une vive opposition. C'est possible et vous en avez parfaitement le droit...

« *La vie est injuste* »

Vous avez tellement raison ! La vie est dégueulassement injuste. Or, nos valeurs sont orientées vers la justice : notre système judiciaire se targue de laisser une chance égale à tous, notre système démocratique est conçu dans le respect de chaque citoyen, les films que nous regardons finissent couramment par un *happy ending* à l'américaine, les religions avancent l'idée d'une justice divine qui viendra aplanir les différences et les inégalités humaines. De plus, notre société et le «rêve américain» promulguent que nous sommes parfaitement maîtres de notre destin et que «vouloir, c'est pouvoir». Tous ces éléments nous confortent dans cette vision que la vie *se doit* d'être juste, que nous avons le contrôle, que lorsque cela ne correspond pas à ce qui *doit être*, nous pouvons exiger réparation.

Or, la vie, la vraie, n'est pas ainsi. Dès leur naissance, beaucoup d'individus sont déjà en position d'injustice : injustice en raison du statut socioéconomique de leurs parents, de la capacité de ceux-ci de les aimer, de la qualité de leur environnement, de l'abondance des biens matériels ou même essentiels, de l'état de leur santé physique, de leurs capacités intellectuelles, etc. La vie se poursuit, jalonnée de petites ou de grandes injustices, et nous nous forgeons ainsi notre conception de ce qui doit être juste ou pas. Or, tout événement traumatique est profondément injuste : personne n'a jamais «mérité» un tel événement! Les gens qui sont convaincus que le monde est juste se demandent alors tout de suite pourquoi cela leur arrive. Qu'ont-ils fait pour mériter une telle épreuve? Pourquoi le ciel, le hasard, le destin ou la société leur font-ils vivre une telle horreur, alors qu'ils se sont efforcés durant des années d'être de bons citoyens, de bonnes conjointes, de bons pères de famille? *Pourquoi cela nous arrive-t-il à nous ?*

En fait, cette question comporte aussi des similarités avec la question du bien et du mal. Comment s'expliquer qu'en 2004 des humains soient encore en train de s'entre-tuer pour régler des conflits territoriaux? Comment comprendre que la force soit encore acceptée *comme argument social?* Comment accepter qu'elle soit encore un élément induisant le respect, plutôt qu'un signe de bêtise, de limites intellectuelles, de carences émotionnelles graves ou de capacités de résolution de problèmes déficientes? La notion de justice est liée à ces questions : comment comprendre que des actes violents, volontairement agressifs, voire terrifiants, se produisent encore et que (injustement, bien sûr) nous en payions le prix alors que c'est totalement illégitime ? Ce qui est sûr, c'est que votre révolte face à ce qui vous est arrivé est légitime : personne ne devrait vivre ce qui vous est arrivé. C'est horrible. C'est dégueulasse et c'est surtout épouvantablement injuste. Mais, maintenant, que faire avec cette lourde impression d'injustice ?

Un élément que nous oublions souvent lorsque nous subissons un tel traumatisme, c'est de nous rendre compte que nous sommes *malgré tout* privilégiés et que ça aussi constitue une injustice en comparaison avec ce que d'autres vivent. Je sais, cette phrase vous semble totalement dure et sans cœur. Pardonnez-moi. N'empêche qu'elle est tout de même vraie... Est-il possible que, dans le malheur qui vous touche, vous soyez *tout de même* en contact avec des choses, des gens, des événements qui constituent une véritable bénédiction, considérant le monde injuste dans lequel nous vivons ? Avez-vous la chance, par exemple, d'avoir un bon ami qui peut vous comprendre ? Recevez-vous des compensations financières qui seraient inexistantes dans des pays moins développés que le nôtre ou qui auraient été complètement impensables il y a 40 ans ? Avez-vous, autour de vous, une famille qui vous aime (même si elle ne sait pas trop comment réagir envers vous actuellement) et qui tente de vous soutenir ? Conservez-vous malgré tout un corps qui peut vous permettre de marcher ou de vaquer à certaines occupations ?

Je ne veux pas ici vous dire que vous devez vous contenter de peu, mais simplement vous inciter à être vraiment honnête : si vous notez les éléments négatifs qui vous semblent injustes, il est important que vous mettiez en évidence les éléments positifs de votre vie, qui constituent peut-être aussi des injustices face à ce que d'autres personnes vivent. Votre révolte devant ce qui vous est arrivé reste tout à fait légitime. Mais il peut être important que vous puissiez *aussi* reconnaître que vous avez accès à certaines choses positives dans les moments horribles de votre vie. Malheureusement, la nature humaine est ainsi faite que nous considérons souvent ces aspects positifs comme des dus, que nous les tenons pour acquis, et ce, sans en remercier la vie, le ciel, le système, notre entourage ou notre société si développée socialement. En fait, nous ne réalisons pas qu'ils constituent des «extras» insoupçonnés, qui sont une injustice par rapport à ce que d'autres reçoivent. Parallèlement à votre colère et à votre amertume face à ce qui vous est arrivé, tentez aussi de reconnaître et d'apprécier les éléments positifs qui vous sont donnés et qui constituent, malgré tout, une bénédiction.

«Notre société est plus violente qu'avant»

Les médias nous abreuvent constamment d'histoires de violence: le sang s'étale en pleines pages des journaux et des tragédies qui se passent à l'autre bout de la planète atteignent maintenant notre salon quotidiennement par le petit écran. Ce grand accès à l'information augmente cette impression que notre monde est plus violent qu'avant. Souvenez-vous que nos grands-parents n'avaient pas à ce point accès à de telles nouvelles il y a 70 ans et qu'ils n'étaient pas aussi exposés à la violence planétaire. Nous avons donc l'impression que les gens sont de plus en plus agressifs, que notre monde devient violent et que le nombre de tragédies augmente irrémédiablement avec les années. Est-ce une illusion ou un constat réel?

Lorsque nous tentons de mieux comprendre les comportements de notre société, nous pouvons nuancer cette impression quelque peu, surtout si nous utilisons une grille d'analyse plus globale et que nous considérons notre évolution à la lumière de l'histoire. Prenons l'Occident, par exemple, et faisons une petite observation historique. D'abord, notons que la démocratie est une invention toute récente: le Moyen Âge et la Renaissance, s'ils ont été le siège d'innovations techniques et artistiques exceptionnelles, ne reconnaissaient pas à tous – peu importe le statut socioéconomique, la race ou le sexe – le même droit de voter, de faire connaître son opinion ou de travailler. Et cette invention (*incroyable* évolution sociale) qui, en fait, nous paraît actuellement évidente, acquise, naturelle, n'a pas (je vous le rappelle) droit de cité sur toute la planète !

De plus, souvenez-vous que le droit de vote pour les femmes est une invention encore plus récente sur la grande échelle temporelle de l'humanité : un petit 50 ans tout au plus, nombre dérisoire par rapport à nos 3 000 ans d'histoire... Le droit pour les femmes de s'auto-actualiser, d'avoir accès à l'éducation, d'acheter des biens ou simplement de choisir un conjoint n'a pas encore cours dans certaines sociétés. Pourtant, de notre côté, nous y baignons comme si cela allait de soi. Ainsi, socialement, nous avons en quelques années (100 ans à peine) bouleversé des règles établies depuis des siècles et donné au simple citoyen (peu importent sa classe sociale, son sexe ou la couleur de sa peau) des droits *inégalés* dans toute l'histoire de l'humanité. Notre société est donc beaucoup plus égalitaire qu'avant.

Portons maintenant notre attention sur la violence interpersonnelle. On rapporte souvent que les individus sont, en général, beaucoup moins polis, moins respectueux, plus revendicateurs et moins tolérants qu'avant. On remarque qu'ils sont moins inhibés, plus facilement irritables. On note également qu'ils ont beaucoup moins de respect face à l'autorité qu'auparavant, constat aussi fait chez les jeunes dans les écoles. On avance souvent, comme explication potentielle à ces comportements, une baisse de l'adhérence aux valeurs religieuses qui a pour conséquence l'utilisation d'un langage injurieux, d'attitudes irrespectueuses face à l'autorité ou de conduites immorales. On dénonce des méthodes d'éducation beaucoup plus laxistes qu'autrefois. Le fait que les parents aient moins d'enfants permettrait peut-être le règne de l'enfant-roi, qui exige que l'on comble ses moindres besoins et ses droits, mais qui ne réalise pas qu'il a *aussi* des devoirs ou des responsabilités vis-à-vis des autres.

Les victimes ont aussi l'impression que notre société est plus violente qu'autrefois. Pourtant, un regard dans le passé nous offre un autre son de cloche... En effet, comment ne pas être effrayé par les massacres de la Rome antique? Comment ne pas être révolté par les aberrations de l'Inquisition au cours de laquelle on a arrêté, torturé, jugé et brûlé toute personne suspecte sur le plan religieux? Comment ne pas se sentir dégoûté par la barbarie des croisés du Moyen Âge, qui ont détruit, pillé et massacré sans vergogne à peu près tout sur leur passage? Souvenons-nous des horreurs de la Révolution française au cours de laquelle on a guillotiné sans procès des milliers de personnes. Rappelons-nous également que l'abolition de l'esclavage ne date que d'environ 150 ans et que des milliers de Noirs sont morts exploités dans des plantations...

Alors comment notre société se positionne-t-elle en regard de l'histoire? Si nous examinons notre situation sociale, les statistiques sur la criminalité montrent une diminution soutenue du nombre de crimes contre la personne depuis plusieurs années. Les données policières de presque tous les pays occidentaux signalent une diminution significative de la criminalité. Comment comprendre ce phénomène? Les spécialistes invoquent des données démographiques (moins de jeunes, donc moins de crimes), une amélioration des conditions d'emploi (plus de gens travaillent, ce qui diminue la nécessité de commettre des crimes) et le résultat de mesures sociales efficaces pour contrer la pauvreté et la violence chez les jeunes.

Comment expliquer alors que nous ayons, malgré tout, l'impression que notre société est plus violente qu'avant? Il faut, je crois, considérer le rôle des médias dans cette perception. La télévision, le réseau Internet, les chaînes d'information en continu nous permettent de connaître (et de voir!) instantanément ce qui se passe d'horrible aux quatre coins de la planète. Ce contact quotidien nous donne l'impression que nous sommes entourés de violence, même si celle-ci se produit à des milliers de kilomètres. Il y a à peine cinquante ans, des images aussi brutales, sanguinolentes et «sensationnalistes» n'étaient pas disponibles sur un petit écran. Nos ancêtres n'avaient accès qu'à des journaux (du moins, ceux qui savaient lire) et au bouche à oreille... Immense différence comparativement à notre quotidien !

Notre société est moins violente qu'avant, mais elle est beaucoup moins tolérante à la violence : les méfaits sont punis plus sévèrement ces dernières années et l'opinion publique réagit plus fortement aux crimes crapuleux (abus auprès d'enfants, agression sauvage ou agression sexuelle, par exemple). Et puis, notre société refuse de plus en plus fortement les crimes ouvertement raciaux. (Aussi étonnant que cela puisse paraître, le régime de l'apartheid en Afrique du Sud n'est démantelé que depuis quelques années, alors que le Ku Klux Klan agissait encore ouvertement il y a à peine 50 ans !) Notre société n'hésite plus maintenant à dénoncer des institutions puissantes et moralement bien établies (l'Église, par exemple) pour mettre en plein jour les abus commis par leurs membres. Ces éléments indiquent une évolution lente mais constante dans les mentalités: un crime contre un autre individu est inacceptable, quels que soient la couleur de sa peau, son sexe ou son statut social. Cette conception est extraordinairement moderne et novatrice face à ce qui avait cours il y a même 50 ans, 500 ans ou 1 000 ans...

Évidemment, tout n'est pas acquis et nous avons encore beaucoup de travail à faire afin de diminuer ce taux de criminalité toujours trop élevé, d'améliorer nos relations avec les autres, de faire preuve de plus de civisme et de respect envers ceux qui nous entourent. La violence est encore perçue comme un signe de pouvoir et les gestes agressifs sont trop souvent valorisés, mais il reste que notre société est de plus en plus sensible à faire reconnaître les droits de ses membres. Elle est aussi plus éduquée et reconnaît à tous un droit

de vivre, de s'instruire, de recevoir des soins de santé mini-
maux. Ce souci d'égalité peut entraîner des comportements
moins respectueux : alors qu'avant le curé, le professeur ou
le médecin du village étaient vénérés et respectés, maintenant personne ne reconnaît à un autre « égal » (fût-il professionnel, policier, chauffeur d'autobus, réceptionniste ou
ambulancier) le droit de le régenter.

Notre société est aussi plus alerte aux séquelles psychologiques causées par des événements traumatiques. Songez
que le stress post-traumatique n'est reconnu que depuis une
décennie au Québec ; qu'il y a 50 ans, personne ou presque
dans le monde ne connaissait son existence ; que des soins
psychologiques, des compensations financières sont maintenant admis couramment pour les victimes, alors qu'une telle
chose aurait été impossible dans une autre décennie et
qu'elle reste totalement impensable dans d'autres pays du
monde.

Notre société évolue lentement donc, mais elle évolue
inexorablement vers une plus grande reconnaissance des
droits des individus. Bien sûr, il reste encore beaucoup de
chemin à faire, mais, globalement, nos sociétés ont évolué au
fil de leur histoire en ce qui concerne la violence et la reconnaissance des séquelles psychologiques. Évidemment, il est
encore inacceptable que vous ayez eu à souffrir de cette violence. Votre cheminement vous amènera peut-être à vous
demander comment, comme individu, vous pouvez contribuer à diminuer cette violence ou à mieux sensibiliser la
population à ce propos. En cette matière, chacun de nos
gestes peut faire une différence. Votre implication pour
changer des choses à ce sujet peut être une extraordinaire
façon de transcender le traumatisme, de donner un sens à ce
qui s'est passé et de faire en sorte que des éléments positifs
émergent de cette horreur.

CHAPITRE 12

Chapitre dédié à votre entourage

Faire partie de l'entourage d'une victime de traumatisme
n'est pas chose facile, et ce, surtout parce que vous aimez
cette personne. Vous pouvez vous sentir révolté par l'événement traumatique, vous pouvez aussi vous sentir démuni
devant la détresse qu'il a engendrée. Les réactions de la
victime peuvent vous sembler complètement incompréhensibles, et vous craignez peut-être qu'elles demeurent chroniques ou qu'elles empirent. Que pouvez-vous faire pour aider
votre proche ? Que devez-vous éviter de faire afin de ne pas
lui nuire ?

Vos réactions face à l'événement traumatique

Personne ne reste indifférent à un proche qui subit un traumatisme. Cela ébranle, bouleverse, dérange... Peut-être êtes-
vous révolté : *« Comment cela est-il possible ? »* Il se peut aussi que
vous ayez peur : *« Si cela lui est arrivé, cela peut aussi m'arriver à
moi. »* Vous êtes peut-être dégoûté, surtout s'il s'agit d'un événement à caractère sexuel. Peut-être vous sentez-vous coupable ou responsable de ce qui s'est passé : *« Si j'avais été là,
cela ne se serait pas produit »*, *« Je lui avais dit de tenir son bout, je ne
savais pas que cela s'envenimerait à ce point-là ! »*, *« On devait se
rencontrer à cet endroit, si j'avais su, j'aurais choisi un autre lieu »*.
Dans tous les cas, l'événement traumatique provoque une

remise en question: «*Pourquoi cela s'est-il produit? Comment cela se fait-il?*» Il ne fait pas qu'affecter la victime, il a des répercussions sur son entourage comme une pierre lancée dans l'eau dont les ondes perturbent aussi les alentours.

Chose certaine, vous aimez la victime. Malheureusement, celle-ci vit pour le moment des symptômes graves. Elle est en détresse et vous la sentez souffrir. Elle est bouleversée et cela vous bouleverse. Vous vous sentez touché par sa détresse, ému de la voir à ce point ébranlée. Probablement vous sentez-vous aussi très démuni, impuissant à l'aider, à la «sortir de là». Vous ne savez pas quoi lui dire et vous vous sentez maladroit.

Il est aussi possible que vous soyez en colère contre elle. En colère face à ce qui lui est arrivé ou face à ce qu'elle fait maintenant. «*Pourquoi avait-elle besoin d'aller là?*», «*Ça fait longtemps que je lui dis que c'est dangereux, cet emploi-là!*», «*Je me doutais de ce qui allait se passer mais, évidemment, elle ne m'écoute jamais!*», «*Cela bouleverse toute notre vie et c'est encore moi qui dois m'occuper de tout!*», «*On dirait qu'elle ne fait rien pour s'aider*».

Il se peut par ailleurs que vous soyez agacé de voir à quel point cela modifie votre quotidien. Une victime qui souffre de symptômes post-traumatiques ne peut plus faire grand-chose dans une maison. Ses symptômes affectent souvent profondément le rythme de vie de la maisonnée, les finances, le niveau de stress, l'atmosphère et même les projets de vacances. Sans compter que les relations avec elle sont souvent extrêmement perturbées: vous côtoyez maintenant quelqu'un qui est en détresse, qui est souvent très irritable et à prendre avec des gants blancs, quelqu'un qui a peur de tout ou qui est très déprimé. Les relations sexuelles en sont peut-être très affectées: la victime a peur de l'intimité, elle n'a plus de désir, repousse vos avances ou s'isole. Elle peut être étonnamment froide avec vous ou avec ses enfants. Elle peut même vous dire qu'elle se sent incapable d'avoir des sentiments tendres à votre égard. Rien pour vous rassurer ni pour vous rapprocher d'elle...

Comment réagit-on à un événement traumatique?

Vivre un événement traumatique est très bouleversant. En fait, il s'agit souvent de la pire expérience de notre vie. La plupart des victimes réagissent très fortement à cette expérience; rien à voir ici avec une réaction ordinaire à un événement stressant. L'événement traumatique les affecte profondément et peut entraîner chez elles des symptômes spécifiques, soit des symptômes post-traumatiques ou de la dépression.

Les symptômes post-traumatiques se regroupent en trois catégories: les symptômes de reviviscences, les symptômes d'évitement et les symptômes d'hyperactivation. Ces différentes réactions sont vécues en même temps. Voyons-les plus en détail.

Les symptômes de reviviscences

Les symptômes de reviviscences indiquent que le traumatisme est constamment *revécu* psychologiquement. La victime peut avoir des rêves, des images ou des souvenirs de sons liés à l'événement traumatique qui vont s'imposer à son esprit à plusieurs moments de la journée: elle se promène dans la rue et elle a l'impression de revivre l'agression; elle visionne une scène d'un film et des sons de l'événement lui reviennent en mémoire; elle voit un objet et des images de l'accident s'imposent à sa conscience. Ces éléments intrusifs sont très dérangeants et peuvent rendre la victime stressée et épuisée.

Il est aussi très difficile pour elle de se trouver dans une situation qui est liée à l'événement ou qui le lui rappelle. Elle se sent alors très vulnérable et elle ressent de la détresse ou des symptômes intenses d'anxiété. Une victime de viol peut se sentir extrêmement vulnérable en présence d'hommes, une victime d'accident de la route peut se sentir mal dans une voiture, alors qu'une victime de vol peut avoir très peur lorsqu'elle est seule. Cette peur et cette détresse sont viscérales et très puissantes; d'habitude, elles ne peuvent pas être diminuées juste parce qu'on se dit que cela n'a aucun sens. Il ne s'agit pas non plus d'un stress ordinaire : il s'agit d'une peur intense liée à un événement catastrophique, événement au cours duquel la victime a eu l'impression que sa vie était en danger ! Être dans des situations qui lui rappellent l'événement est donc très difficile pour la victime et c'est pour cela qu'elle aura tendance à les éviter.

Les symptômes d'évitement

La deuxième catégorie concerne les symptômes d'évitement ou d'émoussement. La victime va fuir les éléments qui sont associés au traumatisme et qui entraînent chez elle trop d'anxiété et de détresse. Elle va aussi avoir tendance à éviter les pensées et les sentiments qui sont liés à ce qui s'est passé. De la même façon, elle peut éviter de parler de l'événement ou d'y faire référence parce que cela éveille des souvenirs trop désagréables.

La victime peut aussi montrer un certain « émoussement émotionnel ». C'est comme si elle se sentait « gelée », détachée face aux autres. Certaines peuvent avoir l'impression de ne plus rien ressentir pour leurs enfants ou pour leur conjoint, alors que d'autres se sentent totalement coupées de leurs émotions. D'autres encore ressentent une baisse d'intérêt marquée pour les activités qui leur tenaient pourtant à cœur auparavant. Ces symptômes peuvent faire peur ou donner l'impression que la victime ne nous aime plus, mais ce n'est pas le cas, et il faut vraiment envisager ses réactions comme des symptômes post-traumatiques qui sont habituellement temporaires.

Les symptômes d'hyperactivation

Les symptômes d'hyperactivation constituent la dernière catégorie de symptômes post-traumatiques. Ce sont des indices que le corps est suractivé, hypersensible. Il réagit à tout ! La victime se sent comme un « paquet de nerfs ». Elle est toujours en état d'alerte et elle se sent souvent à fleur de peau. Être dans cet état rend le sommeil très difficile, et cela accentue sa fatigue et son irritabilité. La victime peut aussi avoir beaucoup plus de difficultés à se concentrer et elle peut oublier plusieurs choses au cours de la journée.

Est-ce normal ?

Habituellement, les victimes manifestent ces symptômes post-traumatiques dans les premiers mois suivant l'événement et ceux-ci durent souvent plusieurs mois. La majorité des victimes mentionnent qu'elles trouvent cette phase très douloureuse et interminable... Pour des traumatismes très graves, on peut même prévoir un an avant que la victime puisse sentir qu'il y a diminution des symptômes post-traumatiques et ressentir qu'elle reprend sa vie quotidienne.

Ces symptômes post-traumatiques sont normaux et très communs chez les victimes de traumatisme. *Ce sont des réactions normales à un événement anormal.* Un événement traumatique est traumatisant pour tout le monde et réagir en être humain n'a jamais été inquiétant.

De plus, ces réactions signalent qu'un processus psychologique sous-jacent très important est en train de se produire. En effet, *les symptômes post-traumatiques indiquent que son corps tente de s'adapter à l'événement traumatique et qu'il essaie de retrouver un état normal.* C'est un excellent signe. Il essaie de s'adapter au pire événement de sa vie, vous avouerez que ce n'est pas tâche facile !

La dépression

La victime peut aussi montrer des symptômes dépressifs à la suite d'un événement traumatique. Elle peut se sentir constamment triste, voire découragée. Certaines se sentent très coupables et se dévalorisent sans arrêt, alors que d'autres n'ont plus d'intérêt pour quoi que ce soit.

Certaines de ces réactions post-traumatiques sont tout à fait normales. Elles sont douloureuses mais d'une intensité tolérable et elles perdent tranquillement de leur intensité. Par contre, d'autres deviennent si douloureuses et si chroniques qu'elles nécessitent un plan d'action plus serré. Comment reconnaître ces symptômes?

Il peut être difficile pour la victime de les identifier, car elle a déjà fort à faire à s'adapter au traumatisme! Et puis, vivre un événement traumatique n'est pas courant: on ne sait pas ce qui est dans la normale des choses et ce qui est plus inquiétant... On n'a pas de points de comparaison. Les proches ne savent pas non plus trop comment réagir: *«Est-ce que je lui laisse du temps pour se rétablir ou est-ce que je lui conseille fortement de trouver de l'aide?»*

Certains indices sont de fait particulièrement alarmants. Ainsi, chacun devrait s'inquiéter si la victime montre une tristesse très grave. Cette dépression peut se manifester par des pleurs répétés, une perte d'intérêt généralisée et une perte de poids. Plusieurs victimes dans cette situation se sentent extrêmement coupables ou honteuses ou se dévalorisent de façon excessive. Certaines peuvent envisager le suicide, se défaire d'objets très personnels et les donner à leurs amis. Il peut être très difficile pour la victime de réaliser qu'elle s'enfonce dans un dangereux cycle de dépression: ses symptômes sont tellement puissants qu'ils l'empêchent de bien évaluer la gravité de son état. De plus, les sentiments de honte ou de culpabilité peuvent être tellement submergeants et douloureux que la victime ne songe qu'à arrêter d'avoir mal et à se libérer de cette souffrance. Pour certaines, le suicide semble quelquefois la seule issue. Devant de telles réactions, consulter un professionnel est indispensable. L'urgence de certains hôpitaux peut même être toute désignée dans des cas nécessitant une intervention immédiate.

Il peut être important que l'entourage puisse reconnaître certains de ces indices et que vous puissiez lui suggérer de consulter si cela vous semble grave. N'oubliez pas que des spécialistes sont là pour l'aider si cela est nécessaire.

La consommation d'alcool et de drogues

Enfin, il se peut aussi que la victime adopte des comportements de dépendance à l'alcool et à la drogue après son expérience traumatique. Certaines personnes trouvent la réalité trop douloureuse et ont de la difficulté à supporter la peur ou le sentiment de vulnérabilité qui en découlent. Elles vont utiliser l'alcool ou la drogue pour fuir cette réalité ou pour se donner de l'assurance et de la confiance en elles. Il peut arriver que ce comportement soit temporaire, mais il est possible également qu'il devienne chronique et qu'un réel problème de dépendance apparaisse.

Vous aurez tendance à blâmer la victime. Pourquoi ?

Plusieurs études ont mis en évidence le fait que l'entourage blâme fréquemment les victimes de ce qui leur est arrivé. Pourquoi ? Comment expliquer que les autres blâment la victime d'un viol, d'une agression physique ou d'un accident ? En fait, nous savons que le fait de la blâmer a une fonction *protectrice* pour l'entourage : inconsciemment, cela vous permet de continuer à croire que le monde est un endroit sûr et prévisible, donc à vous sentir en confiance et en sécurité.

Si vous considérez que ce sont ses comportements avant l'événement ou certains traits de sa personnalité qui sont responsables du traumatisme, vous conserverez l'impression qu'un tel événement ne peut pas vous arriver à vous, parce que «vous («au contraire de la victime») n'avez rien fait ou n'avez pas la même personnalité pour entraîner un événement pareil...».

Ce processus est inconscient. Il est souvent trop difficile de penser que cela aurait très bien pu *nous* arriver et que cela *peut* nous arriver dans le futur, quoi que nous fassions... Attribuer l'événement traumatique au hasard ou à la société, voilà une explication très insécurisante pour la majorité des gens. Cela implique en effet qu'un tel événement puisse arriver à n'importe qui, peu importe ce qu'on fait ou ce qu'on est. Il s'agit aussi d'une explication insécurisante parce qu'elle ébranle la vision d'un monde bon et juste. Non, le monde n'est pas totalement bon et des événements traumatiques peuvent arriver à n'importe qui, n'importe quand. Il faut accepter que, malheureusement, certaines choses restent hors de notre contrôle...

Donc, vous aurez sûrement tendance à trouver que la victime n'aurait pas dû «faire ceci ou aller là». Vous aurez ainsi tendance à la blâmer d'avoir, en quelque sorte, «causé» l'événement. Si vous avez cette tendance, n'oubliez pas qu'il y a une différence importante entre faire un geste et causer un trauma. Par exemple, la femme qui décide de rentrer chez elle en traversant un parc fait un geste. Ce geste ne peut pas «inventer» un agresseur et le pousser à commettre un viol. Si elle avait marché sur le trottoir, il l'aurait peut-être agressée de toute façon. Son geste *ne cause pas* l'agression, il est juste *présent en même temps* que l'agression.

N'oubliez pas non plus que nous avons tendance à critiquer un geste selon la conséquence qu'il a eue... ce qui est injuste. Ainsi, un homme peut conduire toute sa vie sans que personne le blâme de son type de conduite; on peut même valoriser son style rapide et efficace... Il suffit qu'il soit victime d'un accident (responsable ou non) pour que l'on revoie son style et qu'on le considère désormais comme dangereux. La femme qui traverse le parc pendant des années ne se fera pas blâmer pour son comportement... jusqu'à ce qu'elle soit victime d'une agression et que, soudainement, on considère ce comportement comme responsable de ce qui s'est produit.

On a donc souvent tendance à blâmer la victime d'avoir causé l'événement traumatique. On peut aussi la blâmer d'avoir réagi comme elle l'a fait pendant l'événement: *«Pourquoi n'a-t-elle pas crié?»*, *«Je n'en reviens pas qu'elle ait fui!»*, *«Moi, je lui aurais donné un bon coup de poing dans le ventre; cela l'aurait découragé de continuer»*, *«Je ne comprends pas qu'il soit resté paralysé!* ». Pour comprendre pourquoi on réagit de cette façon, laissez-moi vous parler de l'évaluation *a posteriori*, c'est-à-dire de l'évaluation *après* le fait.

En toutes circonstances, mais surtout après un traumatisme, il est toujours plus facile de juger sévèrement les actions de quelqu'un. Pourquoi? D'abord, parce qu'après l'événement on possède des données liées au déroulement et aux conséquences du traumatisme qui n'étaient pas disponibles au moment où la victime faisait ses gestes. Il est très difficile pour vous de vous placer dans la même situation qu'elle puisque vous connaissez des éléments qui n'étaient pas connus lors du trauma: comment il se déroule et se termine, quelles sont les conséquences de l'événement, pourquoi il se produit, etc. Il est difficile pour vous de faire abstraction de ces données que vous connaissez maintenant pour vous remettre dans la même situation que la victime lors du trauma. Donc, lorsque vous évaluez les actions de la victime, vous n'êtes pas juste: vous les jugez à la lumière de données qui ne lui étaient pas disponibles à ce moment-là; si elle les avait connues (comme vous-même les connaissez maintenant), elle aurait peut-être choisi un autre comportement.

Ensuite, votre état émotionnel au moment où vous jugez les actions de la victime est très différent du sien alors qu'elle vivait le trauma. Vous, vous êtes en vie, vous vous sentez en sécurité, vous êtes calme, posé et capable d'analyse. En aucun cas vous ne pouvez comparer cet état avec celui de quelqu'un qui croit sa vie en danger, qui est sous le coup de la surprise, qui est obnubilé par la peur, la terreur ou même l'horreur. On minimise la puissance de ces émotions quand on est confortablement assis en sécurité chez soi et que l'on évalue les actions de quelqu'un d'autre... Or, cela n'est pas rendre justice aux actions de la victime que de les comparer à ce que «nous aurions fait à sa place» alors que nous ne sommes pas dans la situation, que notre état est bien différent et que nous connaissons des données sur le trauma qui étaient hors de sa portée à ce moment-là.

Enfin, il convient de mentionner un dernier biais qui influence l'évaluation *a posteriori*. Il s'agit de notre tendance à minimiser certains éléments présents lors de l'événement qui ont motivé la victime à agir de telle façon. On peut désigner ici l'atmosphère entourant l'événement, le regard de l'agresseur, le ton de sa voix, les intentions qu'elle a pressenties de façon intuitive, les idées qui lui ont passé par la tête et les émotions qu'elle a ressenties à ce moment-là. Tous ces éléments peuvent avoir influencé les comportements de la victime. Pourtant, lorsqu'on juge des actions qu'elle a posées, la force de ces éléments perd de son intensité et les actions peuvent alors paraître injustifiées ou illégitimes, alors qu'elles étaient parfaitement justifiées et compréhensibles *dans le contexte* de l'événement traumatique.

Si vous avez tendance à blâmer la victime des gestes qu'elle a faits lors de l'événement, demandez-vous si cela est juste pour elle. Demandez-vous aussi si vous prenez tous les éléments en considération et si vous n'êtes pas en train de faire de l'évaluation *a posteriori*. Questionnez-vous également sur votre motivation: est-ce que la blâmer ainsi vous sert? Y gagnez-vous en assurance? Avez-vous ainsi l'impression que vous êtes supérieur à elle et que, si cela vous arrivait, vous réagiriez mieux qu'elle, ce qui vous rassure? N'oubliez pas que *lors d'un événement traumatique, on fait ce que l'on peut*. Nous faisons ce qui est possible, considérant notre surprise, notre terreur, nos moyens, notre compréhension de ce qui se passe. Nous réagissons en êtres humains et non en Rambo! Et rappelez-vous que vous faites aussi partie des êtres humains...

Il est aussi possible que vous blâmiez la victime parce qu'elle souffre de symptômes post-traumatiques. Il est très difficile pour l'entourage de voir une personne aimée souffrir des séquelles d'un événement si pénible. Vous êtes sûrement touché de la voir si affectée, vous vous sentez peut-être coupable de ce qui lui est arrivé, vous vous sentez peut-être impuissant à l'aider. D'habitude, on n'aime pas ces émotions et on peut avoir tendance à développer de la colère face à la victime parce qu'on lui en veut d'induire en soi un tel état émotionnel.

Si vous vous sentez coupable de ce qui s'est produit, ce blâme peut entraîner de la colère envers vous-même, colère que vous aurez ensuite tendance à retourner contre la victime.

Si vous vous sentez impuissant face à l'événement et face à la souffrance de la victime, vous pouvez avoir tendance à donner des conseils pour vous sentir utile et pour avoir l'impression de maîtriser la situation. Comme nous le verrons plus loin, ce comportement est souvent inutile. Vous trouverez peut-être cette impuissance si difficile à supporter que vous risquez inconsciemment de faire porter le blâme à la victime parce qu'elle ne récupère pas assez rapidement. Cela peut vous pousser à la blâmer de ne pas aller plus vite, à la critiquer de ne pas prendre «tous les moyens pour s'aider», à l'accuser même de ne pas «vouloir vraiment s'en sortir», à trouver que «cela traîne» ou à l'exhorter sans arrêt: *«Si tu sortais un peu aussi, ça irait mieux!», «Moi, à ta place, j'essaierais d'aller travailler. Ça me ferait du bien», «T'es superirritable, ces temps-ci, reviens-en de ton agression!»*).

«Qu'est-ce que je dois éviter de faire?»

Ne vous attendez pas à ce que votre vie soit comme avant

«J'aimerais tellement que notre vie soit comme avant!» Je vous comprends. Il est vraiment difficile de vivre un tel changement. Cependant, pour le moment, vous devrez accepter que la personne que vous aimez souffre de symptômes graves et que cela a *aussi* un impact sur votre vie. La bonne nouvelle, c'est que, dans la plupart des cas, ces inconvénients sont temporaires et que le changement peut être, à la longue, très positif. Il semble que la meilleure chose à faire pour l'instant soit d'accepter que, pour un bout de temps, votre quotidien soit bouleversé et que vous deviez affronter et traverser cette tempête avec elle. Vous n'êtes pas comme elle à la barre du bateau, mais vous faites partie de l'équipage et vous en subirez aussi les contrecoups.

Attention de ne pas blâmer la victime !

Comme nous l'avons vu dans la section précédente, nous avons naturellement tendance à blâmer les victimes. Maintenant que vous connaissez cette tendance, tentez de la retenir et d'être vigilant face à vos propos. Le fait de savoir que les reproches *ne sont pas* des motivateurs de changement peut aussi vous aider en ce sens : la plupart du temps, face à des critiques, plutôt que de se mobiliser, la victime va se sentir encore plus seule, plus coupable, plus honteuse et cela risque d'aggraver ses symptômes post-traumatiques et dépressifs. En fait, à part vous permettre de vous défouler, les blâmes et les critiques ne sont pas utiles et ne provoqueront pas le changement que vous espérez. N'oubliez pas que personne ne désire vivre un événement traumatique et que personne ne le mérite. Il est aussi important de garder en tête que la victime a fait ce qu'elle a pu lors de l'événement et qu'elle continue à faire ce qu'elle peut. Cela peut ne pas sembler beaucoup extérieurement, mais intérieurement, elle est en train de tenter de digérer le pire événement de sa vie, ce qui est une tâche énorme.

Ne tentez pas de « sauver » la victime

Il est très difficile de voir quelqu'un que l'on aime souffrir près de soi. Vous pouvez faire beaucoup pour l'aider (nous en reparlerons plus loin), mais vous devez être conscient que certaines choses ne peuvent être faites que par la victime. Par exemple, vous ne pouvez pas être en osmose avec sa souffrance. Vous ne pouvez pas non plus lui enlever cette épreuve et prendre sur vous sa détresse. Si vous êtes très efficace dans votre quotidien, si vous avez souvent un rôle de confident ou d'aidant dans votre vie privée ou dans votre vie professionnelle, si vous êtes souvent celui ou celle « sur qui on peut compter », méfiez-vous de votre tendance à prendre le rôle du sauveur avec la victime. Cette attitude pourrait vous brûler parce que, malgré toute votre bonne volonté, vous ne pourrez pas faire en sorte que la victime se sorte plus facilement de son état. Il est important de ne pas oublier que vous n'êtes pas responsable de son état et que vous n'avez pas la responsabilité de diminuer ses symptômes. Vous pouvez l'accompagner dans son processus, mais vous ne pourrez pas prendre son fardeau sur vos épaules.

Ne dites pas à la victime ce qu'elle devrait faire

La victime sait déjà tellement ce qu'elle *devrait* faire («*Je devrais conduire*», «*Je devrais m'obliger à retourner travailler*», «*Je devrais éviter de vérifier les serrures de la maison sans arrêt*», «*Je devrais me sentir moins triste*», «*Je devrais avoir moins peur*», «*Je devrais mieux dormir*», etc. La victime sait ce qu'elle doit faire, mais la répétition sans arrêt de tels messages et la technique du «coup de pied au cul» sont souvent complètement inefficaces. Dans ce cas-ci, vouloir *n'est pas* synonyme de pouvoir. Beaucoup de victimes tentent de s'exhorter ainsi sans aucun succès, à part se sentir encore plus faibles, incompétentes et incomprises.

Ne lui dites pas d'oublier ce qui s'est passé

Comment oublier le pire événement de sa vie? La victime ne retrouvera pas sa confiance et son fonctionnement en «oubliant» ce qui s'est passé, mais en exprimant ce que cet événement lui a fait vivre, en le digérant émotionnellement, en travaillant ses peurs et ses symptômes d'évitement. Il est préférable de ne pas changer de sujet ou de tenter de la distraire de l'événement ou de ses émotions si elle vous en parle. Elle a probablement besoin de partager ce qu'elle vit avec vous et cela lui fait du bien. Une victime qui a bien digéré ce qui s'est passé éprouve de moins en moins le besoin d'en parler, y pense de moins en moins et recommence à faire des projets d'avenir. Si la personne que vous connaissez revient régulièrement sur l'événement, c'est qu'elle ne parvient pas à digérer quelque chose et qu'elle a besoin de vous l'exprimer et de le partager avec vous. Elle ne peut pas se forcer à «oublier» cette expérience. De toute façon, les données cliniques en ce sens indiquent qu'une telle stratégie est souvent artificielle et inefficace.

Ne lui dites pas qu'elle ne devrait pas se sentir comme ça

« Tu ne devrais pas avoir peur », *« Tu devrais te sentir heureuse du fait qu'au moins, je m'occupe de tes choses »*, *« Tu ne devrais pas être triste, cela ne t'aide pas »*, *« Tu ne devrais pas être amer, cela ne sert à rien »*. Nous avons souvent tendance à dire à la victime de ne pas se sentir ainsi et d'aspirer à un autre état émotionnel. Si c'était si simple... Mais une émotion ne se commande pas ainsi. Elle découle de plusieurs pensées spécifiques et tant que ces pensées ne seront pas analysées et modifiées, l'émotion se maintiendra. Ainsi, une victime peut avoir peur parce qu'elle juge, à la lumière de ce qu'elle a vécu, qu'il est dangereux de conduire une voiture. Lui dire de ne plus avoir peur est inutile : tant qu'elle considérera que conduire est dangereux, elle aura peur. Pour atteindre un état de calme, elle pourra remettre en question son évaluation du risque en voiture ou s'habituer graduellement à la conduite automobile et ainsi se réapprivoiser à la voiture et reconsidérer le potentiel dangereux d'une telle entreprise. Pour le moment, elle a peur et lui dire de ne pas se sentir ainsi ne changera rien. Elle a surtout besoin que vous la compreniez et que vous respectiez ses émotions, même si celles-ci vous semblent irrationnelles.

Évitez les solutions toutes faites et supposément miraculeuses

Certaines solutions peuvent être efficaces pour diminuer la tristesse ou l'anxiété concernant les tracas du quotidien. Se changer les idées, lire un bon livre, aller au cinéma, prendre du temps pour se relaxer sont des stratégies aidantes habituellement. Les symptômes post-traumatiques sont différents. Ils sont beaucoup plus graves. La victime ne peut les diminuer simplement « en se changeant les idées » ou par la « pensée positive ». Généralement, il ne sert à rien de demander à la victime de se distraire ou de « mettre le trauma derrière elle pour regarder vers l'avant ».

« Que puis-je faire pour l'aider ? »

N'oubliez pas que vous êtes dans la même équipe

D'abord, sachez que vous *n'êtes pas* des adversaires ! Tout comme vous, la victime n'a pas choisi de vivre cet événement et de souffrir de tels symptômes. Vous êtes donc ensemble dans le même bateau et vous devez affronter la même tempête : les symptômes post-traumatiques et dépressifs. Le but consiste à traverser cette épreuve ensemble. Vos blâmes et vos disputes ne changeront rien à ce qui se passe ; ils ne feront qu'envenimer votre relation et engendrer plus de détresse. Vous serait-il possible de vous sentir plutôt solidaires de l'épreuve qui vous est imposée ? de sentir que le vrai défi est de traverser cette tempête ensemble ? Que pouvez-vous faire *ensemble* pour que vous alliez mieux *tous les deux* ?

Manifestez votre amour à la victime

Pourquoi ne pas lui dire que vous l'aimez ? qu'elle est importante pour vous ? Pourquoi ne pas faire des gestes qui lui montrent que vous pensez à elle ? Laissez-lui des mots de réconfort, de soutien. Dites-lui que vous êtes heureux qu'elle soit saine et sauve. Écrivez-lui une lettre d'encouragement. Demandez-lui ce dont elle a envie. Exprimez-lui que vous êtes prêt à l'aider. Qu'a-t-elle besoin pour être mieux ? Qu'est-ce qui lui ferait du bien ? Assurez-la de votre appui, c'est extrêmement important pour elle. Même si elle ne vous le montre pas, soyez sûr qu'elle apprécie énormément vos gestes attentionnés.

Manifestez votre détresse face à ce qu'elle a vécu

Vous trouvez que l'événement est injuste ? méchant ? illégitime ? violent ? Vous vous sentez révolté de ce qui s'est produit ? Vous avez peur pour elle ou pour vous qu'il se reproduise ? Il a bouleversé des conceptions importantes sur la vie, sur les gens ? Vous vous sentez coupable ou responsable de ce qui s'est produit ? Pourquoi ne pas dire à la victime ce que vous ressentez ? Pourquoi ne pas lui partager ce qu'il vous a fait vivre ? Vous n'avez pas à vivre ces émotions seul et il est possible que le fait de les partager avec elle vous rapproche. Par contre, l'objectif n'est pas ici de demander à la victime de vous prendre en charge. Il s'agit plutôt d'un témoignage concernant ce que l'événement a provoqué chez vous sur le plan émotif. Il ne sert pas à grand-chose d'être en tout temps le « roc inébranlable auquel elle pourra toujours se fier » si vous vous sentez ébranlé de ce qui s'est passé. Lui dire ce que vous ressentez pourrait lui faire du bien et vous rapprocher tous les deux. Par contre, si vous sentez que la victime est trop fragile ou que vous êtes trop mal à l'aise pour vous confier à elle, exprimez ce que vous ressentez à une tierce personne : un ami ou un professionnel. L'important, c'est que vous puissiez, vous aussi, recevoir du soutien parce que l'événement n'affecte pas seulement la victime elle-même, il touche également son entourage.

Vous pouvez aussi lui exprimer ce que votre nouveau mode de vie vous fait vivre. Ce qui est difficile, c'est de le faire sans pression et sans reproches. Préférez des phrases commençant par le « je » et non par le « tu » : *« J'ai eu peur pour toi et je continue à avoir peur »*, *« J'aimerais tellement que tu te sentes mieux »*, *« Je me sens fatiguée actuellement, je trouve que cela fait beaucoup »*, *« Je me sens impuissant à t'aider. Qu'aimerais-tu que je fasse ? »*, etc. Cela favorise un ton de confidences plutôt qu'un ton accusateur et blâmant.

Permettez-lui d'exprimer ses émotions

De la même façon, permettez-lui d'exprimer ce qu'elle ressent. Est-elle triste ? Se sent-elle aussi impuissante face à ses symptômes ? Est-elle révoltée ? amère ? Continue-t-elle à avoir peur ? Accordez-vous du temps pour échanger ensemble sur vos mondes émotionnels.

Tolérez ses manifestations émotionnelles

Toute victime de trauma vit des émotions très fortes: détresse, rage, colère, dépression, révolte, amertume, notamment. Il est important de pouvoir juste être là pendant qu'elle les exprime. Vous n'avez pas à les diminuer ni à les changer. Ne vous donnez pas la responsabilité de modifier ses états, sinon vous vous retrouverez dans un rôle de thérapeute difficile à soutenir. Tentez de ne pas considérer ses émotions de façon personnelle : elles ne sont pas tournées vers vous et ne vous visent pas. Si vous le pouvez, essayez de l'accompagner pendant qu'elle les exprime et de tolérer la charge émotionnelle qui va avec cette expression. C'est souvent énorme pour elle de pouvoir compter sur votre présence. Par contre, ne soyez pas surpris de constater qu'il est très difficile d'accompagner la victime dans ses émotions sans avoir tendance à la conseiller ou à donner son avis... surtout si vous l'aimez et souffrez de la voir ainsi.

Si l'accompagner vous semble au-dessus de vos forces, encouragez-la à consulter un professionnel qui pourra lui offrir ce type de soutien. Vous n'avez pas à vous imposer tous les rôles et si celui-là ne vous convient pas, c'est correct ainsi.

Permettez-vous aussi de parler d'autre chose

Les victimes peuvent être particulièrement obsédées par tout ce qui touche l'événement : leurs symptômes, leurs démarches juridiques, leurs finances, leur révolte, etc. L'événement est le centre de leur univers et il peut facilement devenir celui de toute la maisonnée. C'est particulièrement épuisant et usant pour l'entourage. Permettez-vous de discuter d'autre chose avec elle : le dernier film à l'affiche, les nouvelles de la petite cousine, la dernière recette que vous avez essayée, les projets de vacances de votre frère, votre émission de télévision préférée, votre situation au travail, la santé des enfants, etc.

En fait, l'objectif consiste à permettre à la victime de réaliser que le monde continue à tourner et que le trauma peut, pendant quelques instants, prendre *un peu* moins de place. Il ne s'agit pas ici d'éviter de parler de l'événement, mais de se permettre de parler *aussi* de sujets qui vous tenaient tous les deux à cœur avant.

Notez ses progrès et félicitez-la

L'état des victimes de traumatisme s'améliore avec le temps, dans la majorité des cas. Mais il peut s'agir de petits pas à la fois. Il est important que la victime et vous-même puissiez reconnaître ces petits gains pour en encourager de plus gros dans le futur et maintenir ses acquis. Ainsi, recommencer à aller à l'épicerie avec vous peut être un énorme pas pour une victime de vol à main armée.

Or, pour elle et pour vous, il peut être difficile de reconnaître ce progrès: «*Elle allait déjà à l'épicerie avant. En quoi est-ce une amélioration?*», «*Tout le monde va à l'épicerie et on ne félicite pas quelqu'un pour ça! En quoi est-ce si extraordinaire?*», «*Aller à l'épicerie est un geste normal. Pourquoi s'en extasier?*». Ce qu'on oublie souvent, c'est que, *comparativement aux capacités de la victime immédiatement après le trauma*, aller à l'épicerie est un pas énorme. C'est exactement comme un athlète blessé qui, après avoir suivi un long traitement en physiothérapie, recommence à marcher. En quoi marcher est-il si extraordinaire? Tout le monde marche sans en être félicité... C'est vrai, mais pour cette personne et considérant son état de départ, marcher est un accomplissement digne de mention, extraordinaire, consécutif à un long travail et qui mérite une reconnaissance.

Soyez sensibles tous les deux à ces petits progrès qui annoncent déjà une amélioration significative pour elle et un retour à une vie plus satisfaisante pour vous deux.

Tentez de faire en sorte que votre quotidien soit vivable

N'attendez pas que tout soit comme avant tout de suite. Reconnaissez que, pour un bout de temps, ce ne sera pas le cas, et demandez-vous comment vous pouvez vous organiser en conséquence. Qu'allez-vous faire? Comment vous organiser pour que vous puissiez le mieux possible traverser cette tempête? Comment pouvez-vous garder votre santé mentale? votre énergie? votre joie de vivre? Faites attention de ne pas tout prendre en main, car vous développerez à la longue de la rancœur et de l'amertume envers la victime et vous la blâmerez en retour. Laissez-la s'impliquer dans la résolution des problèmes quotidiens de la maisonnée. Laissez-lui faire sa part de tâches ménagères si cela lui est possible, sinon envisagez une solution de rechange. En fait, tentez d'envisager les solutions qui pourraient améliorer votre quotidien et vous permettre de supporter cette période difficile. Facilitez-vous la vie.

Enfin, n'oubliez pas de prendre soin de vous

Accompagner une victime de traumatisme est une entreprise à long terme. Cela ne veut pas dire que ce sera permanent, mais ce n'est certes pas un sprint, c'est un marathon : une entreprise qui prend un niveau moyen d'énergie mais sur une longue période. Conséquemment, ménagez-vous. Réservez-vous du temps. Faites des activités de loisirs. Ressourcez-vous. Il ne s'agit pas ici de « délaisser » la victime, mais de réaliser que si vous voulez être là pour elle à long terme, vous devez ménager votre monture. Sinon, vous serez tous les deux en détresse. La victime a besoin de savoir que vous vous ressourcez, que vous êtes capable d'avoir du plaisir, même si ce n'est pas avec elle. Cela peut lui donner un bon exemple et l'aider à réaliser qu'il est encore possible d'être heureux. Quand elle aura besoin de vous, elle vous sentira dispos, reposé et capable d'être à l'écoute. Le « pire service » que vous puissiez lui rendre consisterait à vous épuiser parce que vous l'avez trop aidée ou parce que vous avez tenté de prendre toutes les responsabilités sur vos épaules. Vous vous retrouveriez alors avec deux problèmes plutôt qu'un. C'est inutile. Ménagez-vous !

Conclusion

Vivre un événement traumatique est une expérience éprou-vante, difficile pour le corps et bouleversante pour l'âme. Les séquelles qui en restent peuvent entraîner énormément de souffrance, nous empêcher de travailler, de sortir et de dormir. Ces symptômes post-traumatiques prennent quelquefois tellement de place, ils sont souvent si sévères qu'on a l'impression qu'ils dureront toujours. Nous craignons alors que notre vie ressemblera toujours à ces moments et que nous resterons à jamais méfiants, découragés, désintéressés de tout. Notre avons l'impression que notre insouciance est chose du passé et que la vie s'est arrêtée.

Pourtant, dans la plupart des cas, ces symptômes ne sont que temporaires. Oui, retrouver le goût de vivre après un trauma, c'est possible. Réapprendre à faire confiance aussi. Bien sûr, vous n'oublierez jamais cet événement pénible, mais il finira par prendre moins de place, il affectera moins votre quotidien. Vous vous sentirez plus serein face à ce qui s'est passé et vous reconstruirez tranquillement votre senti-ment de sécurité. Vous serez plus énergique, plus calme et vous pourrez reprendre vos activités. Vous pourrez recom-mencer à rire, à vous amuser et à faire des projets. Bref, vous recommencerez à vivre.

Si vous ne vous sentez pas rendu à cette étape, gardez espoir. Surtout, n'ayez pas honte de vos symptômes et ne soyez pas embarrassé de parler de ce que vous vivez à ceux qui vous entourent et qui vous aiment. Sachez que, même s'il reste encore du chemin à faire, la société évolue lentement vers une reconnaissance du trouble de stress post-traumatique. Certains préjugés sont en train de fondre. De plus en plus d'organismes sociaux proposent un traitement psychologique et des compensations aux victimes.

Le trouble de stress post-traumatique est aussi de plus en plus reconnu scientifiquement. Nous savons qu'il se traite. De nombreux groupes de recherche dans le monde se consacrent à préciser ce qu'il est, ce qui nous aide à améliorer d'autant les traitements thérapeutiques pour les victimes. Les psychologues sont davantage conscientisés face à cette problématique et de mieux en mieux formés pour vous aider. Si vous avez tout fait pour diminuer votre détresse et que votre souffrance persiste, n'hésitez plus et allez chercher de l'aide auprès d'un psychologue qui saura vous soutenir, vous guider, vous aider.

Pour ma part, j'espère que ce livre vous a permis de mieux vous comprendre et de mieux vous accepter. J'espère aussi que vous y avez puisé des outils pour diminuer votre crainte et votre découragement. Je souhaite qu'il ait pu vous transmettre ma confiance en vos moyens. Si vous avez ce livre entre les mains, c'est que votre désir de vous en sortir est bien vivant. Assurément, une partie de vous cherche à être mieux. Malgré l'horreur que vous avez vécu, malgré la mort qui vous a frôlé, malgré le mal que vous avez connu, vous espérez de nouveau apprécier le beau et le bien autour de vous. Oui, votre instinct de vie est plus fort que la mort et plus puissant que le désespoir.

Mon travail auprès des victimes m'a montré combien il est douloureux de souffrir de symptômes post-traumatiques. Cependant, je sais aussi que cet état n'est pas nécessairement permanent. J'ai vu de près comment des gens comme vous peuvent traverser cette épreuve. Je sais que, à votre tour, vous pouvez sortir de cet état douloureux et goûter à nouveau à la vie. Alors, ne vous découragez pas. Persistez à vouloir réapprendre à vivre et à refaire confiance. Vous y parviendrez.

Notes

1. American Psychiatric Association (1980). *Diagnostic and Statistical Manual of Mental Disorders*, 3ᵉ édition, Washington, D.C : American Psychiatric Association.

2. Organisation mondiale de la santé (1992). *CIM-10 Classification internationale des maladies*, chapitre V(F) : « Troubles mentaux et troubles du comportement », Paris, Masson.

3. Breslau, N. *et al.* (1998). « Trauma and posttraumatic stress disorder in the community ». *Archives of General Psychiatry*, 55, 626-632.

4. Enquête nationale sur la violence infligée aux femmes, Statistique Canada (1993).

5. Norris, F. H. (1992). « Epidemiology of trauma : Frequency and impact of different potentially traumatic events on different demographic groups ». *Journal of Consulting and Clinical Psychology*, 60 (3), 409-418.

6. Kessler, R.C., Sonnega, A., Bromet, E., Hughes, M. et Nelson, C.B. (1995). « Posttraumatic stress disorder in the national Comorbidity Survey ». *Archives of General Psychiatry*, 52, 1048-1060.

7. Kessler, R.C., Sonnega, A., Bromet, E., Hughes, M. et Nelson, C.B. (1995). « Post-traumatic stress disorder in the National Comorbidity Survey ». *Archives of General Psychiatry*, 52, 1048-1060.

8. Breslau, N. *et al.*, (1998). « Trauma and posttraumatic stress disorder in the community ». *Archives of General Psychiatry*, 55, 626-632.

9. Breslau, N., Davis, G.C., Peterson, E.L. et Schultz, L. (1997). « Psychiatric sequelae of posttraumatic disorder in women ». *Archives of General Psychiatry*, 4, 53-63.

10. Daniel Goleman (1997). *L'intelligence émotionelle : Comment transformer ses émotions en intelligence*, Paris, Robert Laffont.

11. Greenberg, L.S. et Paivio, S.C. (1997). *Working with Emotions in Psychotherapy*, New York, Guilford Press.

12. Turnquist, D.C., Harvey, J.H. et Anderson, B.L. (1988). « Attributions and adjustment to life threatening illness ». *British Journal of Clinical Psychology*, 27, 55-65.

13. Taylor, S.E. (1983). « Adjustment to threatening events : A theory of cognitive adaptation ». *American Psychologist*, 38, 1161-1173.

14. Wong, P.T.P. et Weiner, B. (1981). « When people ask "why" questions and the heuristics of attributional research ». *Journal of Personality and Social Psychology*, 40(4), 650-663.

15. Beck, A. T. et Emery, G. (1985). *Anxiety Disorders and Phobias : A Cognitive Perspective*, New York, Basic Books.

16. Beck, A. T. et Emery, G. (1985). *Anxiety Disorders and Phobias : A Cognitive Perspective*, New York, Basic Books.

17. Chaloult, L. (2003). *La psychothérapie cognitivo-comportementale : Théorie et pratique*, Les presses de l'Hôpital du Sacré-Cœur de Montréal.

18. Bernstein, D.A. et Borkovec, T.D. (1973). *Progressive Relaxation Training : A manual for the helping professions*, Champaign, IL : Research Press Editions.

Table des matières